Morgane Barreau
Pascale Maragnes
Anne Dompmartin

Cohorte bas-normande d'hémangiomes infantiles traités par propranolol

Morgane Barreau
Pascale Maragnes
Anne Dompmartin

Cohorte bas-normande d'hémangiomes infantiles traités par propranolol

Un bêta-bloquant pour traiter une tumeur vasculaire de l'enfant

Presses Académiques Francophones

Impressum / Mentions légales

Bibliografische Information der Deutschen Nationalbibliothek: Die Deutsche Nationalbibliothek verzeichnet diese Publikation in der Deutschen Nationalbibliografie; detaillierte bibliografische Daten sind im Internet über http://dnb.d-nb.de abrufbar.

Information bibliographique publiée par la Deutsche Nationalbibliothek: La Deutsche Nationalbibliothek inscrit cette publication à la Deutsche Nationalbibliografie; des données bibliographiques détaillées sont disponibles sur internet à l'adresse http://dnb.d-nb.de.

Coverbild / Photo de couverture: www.ingimage.com

Verlag / Editeur:
Presses Académiques Francophones
ist ein Imprint der / est une marque déposée de
OmniScriptum GmbH & Co. KG
Heinrich-Böcking-Str. 6-8, 66121 Saarbrücken, Deutschland / Allemagne
Email: info@presses-academiques.com

Herstellung: siehe letzte Seite /
Impression: voir la dernière page
ISBN: 978-3-8416-2536-6

SOMMAIRE

2

3

1. Introduction

Les anomalies vasculaires forment un groupe hétérogène de maladies, se différenciant par leur présentation clinique, leur évolution et leur pronostic. En 1982, une classification a été établie par Mulliken et Glowacki et adoptée par la Société Internationale d'Etude des Anomalies Vasculaires (ISSVA) en 1996 (Fig 1)[1]. Cette classification sépare les anomalies vasculaires en 2 catégories : les tumeurs vasculaires, caractérisées par une prolifération cellulaire, et les malformations vasculaires qui sont des anomalies structurales des vaisseaux sanguins.

L'hémangiome infantile (HI) appartient aux tumeurs vasculaires. C'est la tumeur bénigne la plus fréquente de l'enfant. Dans la plupart des cas, les HI sont de petite taille, involuent progressivement sans séquelle, et aucun traitement n'est alors nécessaire. Néanmoins, dans certaines localisations ou dans les cas d'HI compliqués, une prise en charge médicale s'avère indispensable (environ 10% des cas) pour limiter la croissance de ces tumeurs et accélérer leur involution.

Jusqu'en 2008, la corticothérapie générale à forte dose était le traitement de référence. Puis, deux équipes françaises différentes (Bordeaux et Montpellier) ont découvert l'efficacité des B-bloquants sur la croissance des hémangiomes[2,3]. Cela a révolutionné la prise en charge de ces tumeurs infantiles et a fait l'objet de nombreuses publications internationales. Cependant, la conduite thérapeutique est encore mal définie.

Nous présentons une série de 32 cas d'HI traités par propranolol au Centre Hospitalier Régional et Universitaire (CHRU) de Caen. Nous avions déterminé au préalable un protocole commun pour chaque patient comprenant une dose identique de médicament et un âge d'arrêt du traitement fixé à 12 mois. Nous avons étudié l'évolution des lésions sous traitement puis à l'arrêt. Les résultats obtenus, qui ont été comparés à ceux des séries précédemment publiées, apportent ainsi des données complémentaires sur l'efficacité, la tolérance et l'évolution à l'arrêt du traitement.

CLASSIFICATION OF VASCULAR ANOMALIES

VASCULAR TUMORS	VASCULAR MALFORMATIONS	
INFANTILE HEMANGIOMA	* Simple : CAPILLARY	- Port-wine-stain - CMTC - HHT - CM-AVM
CONGENITAL HEMANGIOMA 　　　NICH 　　　RICH	VENOUS	-Sporadic unifocal VM -Sporadic multifocal VM - VMCM - GVM
TUMORS POTENTIALLY ASSOCIATED /ITH KASABACH MERRITT 4ENOMENON 　Kaposiform Hemangioendothelioma 　Tufted Angioma	LYMPHATIC	- LM - Lymphoedema
	ARTERIAL	- AVM - AVF - CM-AVM
MALIGNANT TUMORS 　Angiosarcoma 　Lympangiosarcoma 　Others	* Combined :	- CCM - CLVM
	* Syndromic :	- Maffucci - KT - Parkes-Weber - Sturge-Weber - M-CM

Fig 1 : Classification des anomalies vasculaires (ISSVA)

Mulliken JB, Glowacki J.
Hemangiomas and vascular malformations in infants and children : a classification based on endothelial characteristics.
Plast Reconstr Surg. 1982;69(3):412-22.

2. Les hémangiomes infantiles

2.1. Définition

Les HI sont des tumeurs vasculaires. Dans environ 50% des cas, une lésion existe dès la naissance, à type de macule blanche de vasoconstriction ou de nappe rouge télangiectasique mal limitée[4]. Ce précurseur néonatal définit la taille et la forme de l'HI mais en aucun cas le volume final. Les HI se développent après un intervalle libre post-partum au cours des premiers jours et premières semaines de vie[5,6] et évoluent en trois phases (Fig 2). D'abord, la phase de prolifération, qui se prolonge jusqu'à 8 mois environ pour les formes superficielles et jusqu'à 12 mois pour les formes à participation profonde. Dans de rares cas, cela peut aller jusqu'à 24 mois. Puis une période de stabilisation et enfin une phase d'involution lente en 2 à 7 ans, avec blanchiment central et affaissement de la lésion.

Pendant la phase proliférative, 80% des HI doublent leur taille initiale, 5% la triplent et 5% se développent de façon dramatique, mettant en jeu le pronostic esthétique, fonctionnel ou vital. La régression est complète dans 60% des cas à l'âge de 4 ans, et dans 76% des cas à l'âge de 7 ans[7].Des séquelles plus ou moins importantes, telles qu'un résidu fibro-adipeux, une aire de peau lâche et fine, ou des télangiectasies sont possibles. Selon Bowers, 25% des patients ont des déformations significatives au stade de séquelles[8].

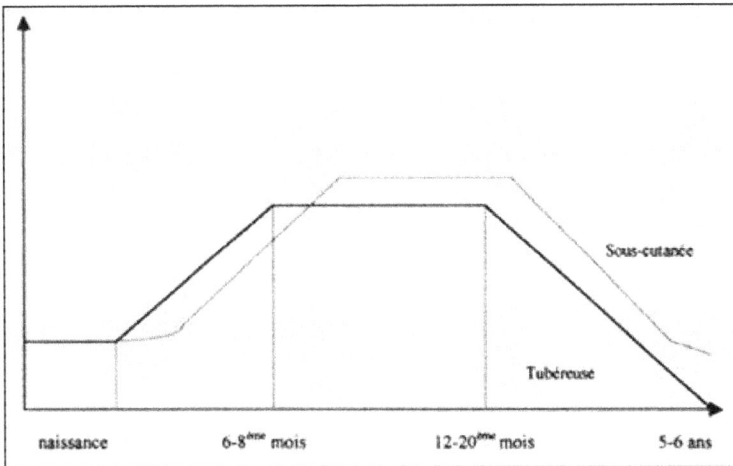

Fig 2 : Profil évolutif des hémangiomes infantiles
Atlasdermato.org

2.2. Données épidémiologiques

L'HI est une tumeur fréquente, son incidence est variable, selon les séries, de 1 à 10 pour 100 enfants. A l'âge d'un an, on en constate chez environ 8% des nourrissons. Cette pathologie touche plus fréquemment des enfants de sexe féminin (sexe ratio F/H 3/1) et de peau blanche[5,9-15]. Les autres facteurs de risque connus sont la prématurité avec un petit poids de naissance inférieur à 1500g (jusqu'à 25% de ces enfants souffrent d'HI), un âge maternel élevé, des antécédents familiaux d'hémangiomes, une grossesse multiple et des « blessures placentaires » telles qu'un décollement, une biopsie de trophoblaste ou une pré-éclampsie. Les enfants naissant dans un contexte d'hypoxie anté ou per-natale sont plus fréquemment atteints[16-18]. Dans la population des nouveau-nés prématurés, le sex-ratio est moins déséquilibré puisque le rapport filles/garçons n'est que de 1,85. La prédominance féminine est par contre encore plus nette

7

pour les formes graves (syndrome PHACES: Posterior fossa abnormalities, Hemangioma, Arterial lesions, Cardiac abnormalities/aortic carctation, Eyes lesions and Sternal abnormalities) avec 9 filles touchées pour 1 garçon. Dans certaines études, enfin, le nombre d'hémangiomes est d'autant plus élevé que la prématurité est importante[12,19].

2.3. Présentation clinique

L'hémangiome est de consistance ferme et élastique, légèrement chaud à la palpation mais non-pulsatile et généralement indolore, sauf en cas d'ulcération. On distingue 3 aspects d'HI : tout d'abord, l'HI cutané superficiel ou tubéreux (Fig 3), rouge vif à bords nets, en relief, à surface mamelonnée irrégulière. C'est le plus fréquent, il représente 50 à 60% des HI. Il existe ensuite une forme sous-cutanée d'HI (Fig 4), qui correspond à une tuméfaction saillante arrondie, chaude, sous une peau normale ou bleutée. Cet aspect est minoritaire et correspond à environ 5 à 15% des cas. Enfin, l'HI mixte (Fig 5), association des 2 aspects précédents, est noté chez 25 à 35% des patients.

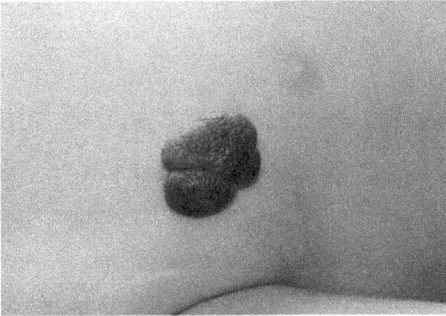

Fig 3 : HI dans une forme cutanée pure
Thérapeutique dermatologique, angiome ou malformations vasculaires.

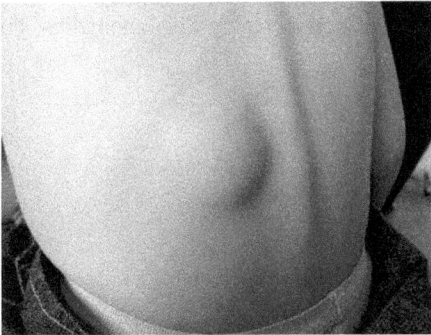

Fig 4 : HI dans une forme sous-cutanée pure
Service de Dermatologie, CHU de Caen, Dr Dompmartin A.

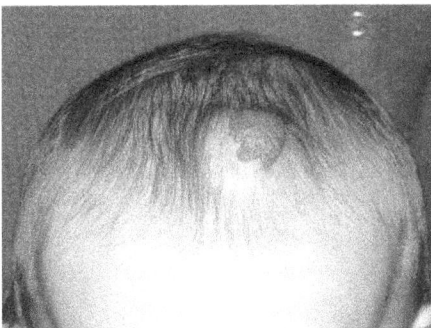

Fig 5 : HI dans une forme mixte
Service de Dermatologie, CHU de Caen, Dr Dompmartin A.

Trois sous-types morphologiques ont été décrits : l'HI localisé, l'HI multifocal (plus de 10 HI) et l'HI segmentaire, qui correspond à une lésion étendue couvrant une partie significative d'un segment métamérique. Ces derniers peuvent concerner un membre ou la face. Quatre segments faciaux ont été définis : fronto-temporal (S1), maxillaire (S2), mandibulaire (S3) et fronto-nasal (S4) (Fig 6)[20]. Ces HI segmentaires apparaissent plus agressifs. Ils feraient, en effet, onze fois plus de complications que les formes localisées. De plus, ils sont volontiers associés à des anomalies du développement et s'ulcèrent plus fréquemment[21].

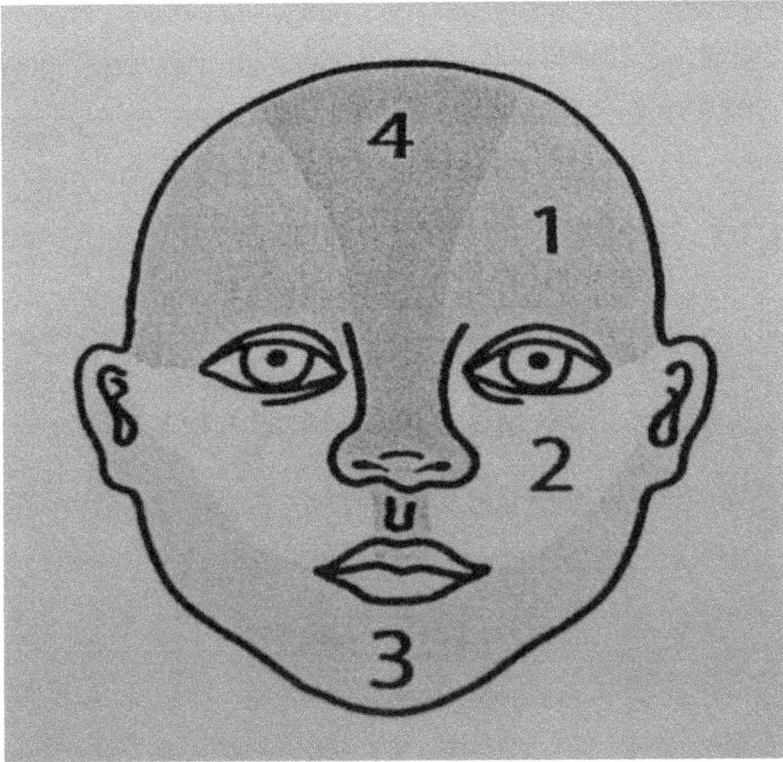

Fig 6 : Segments faciaux des hémangiomes

Haggstrom AN , Drolet BA, Baselga E, Chamlin SL, Garzon MC, Horii KA.
Prospective study of infantile hemangiomas : clinical characteristics predicting complications and treatment. Pediatrics. 2006;118(3):882-7.

Cependant, la plupart des HI sont localisés et ne sont pas associés à des malformations. Leur taille est très variable mais dans 80% des cas, elle est modérée, inférieure à 3 cm[22]. Leur localisation est ubiquitaire. Pour des raisons inconnues, ils sont plus fréquents sur la tête (40%) et le cou (20%). Les formes segmentaires représentent 24% des cas. Dans la plupart des cas, la lésion est unique (80% des cas) et survient de manière isolée. Les muqueuses doivent également être examinées car elles peuvent être touchées, comme certains organes internes[23].

2.4. Examens complémentaires

Aucun n'est indispensable pour le diagnostic d'HI, qui est clinique. En cas de doute diagnostic, une échographie couplée au doppler et exceptionnellement une biopsie cutanée peuvent être réalisées. La première permettra de confirmer la nature vasculaire de la lésion et montrera une masse à flux rapide avec une hyper-vascularisation de type veineux et artériel sans fistule artério-veineuse. Cet examen est plus souvent pratiqué pour le diagnostic des hémangiomes dans une forme sous-cutanée stricte, seulement en cas de doute diagnostic, afin de préciser la nature vasculaire à haut débit de la lésion. Sur le plan histologique, il existe plusieurs présentations en fonction du stade de l'hémangiome. En phase proliférative, l'HI est constitué de vaisseaux denses bordés de cellules endothéliales avec une lumière absente ou étroite. Les structures vasculaires sont alors entourées de nombreux mastocytes. En phase involutive, les vaisseaux se raréfient, leurs cellules endothéliales s'allongent et leur lumière s'élargit. Le tissu devient fibreux et riche en adipocytes (Fig 7). Les cellules des HI ont la particularité d'exprimer fortement le transporteur du glucose GLUT-1, qui est habituellement absent des autres tumeurs vasculaires cutanées, ce qui constitue une aide précieuse au diagnostic[24].

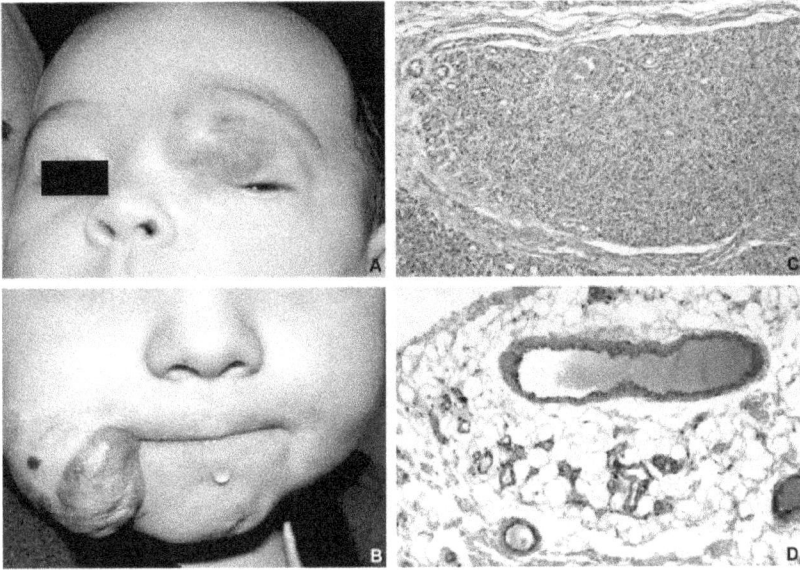

Fig 7 : Clinique et histologie d'HI en phase proliférative et involutive

Wassef M, Vanwijck R, Clapuyt P, Boon L, Magalon G.
Tumeurs et malformations vasculaires, classification anatomo-pathologique et imagerie.
Annales de Chirurgie Plastique Esthétique
Volume 51, Issues 4–5, August–October 2006, Pages 263–281

D'autres examens peuvent être nécessaires pour évaluer l'extension de la lésion, afin de rechercher une localisation viscérale ou une répercussion sur un autre organe. Ainsi en fonction de la localisation et de l'extension de la lésion, des examens ophtalmologique, oto-rhino-laryngologique ou stomatologique peuvent s'avérer nécessaires. L'imagerie par résonance magnétique (IRM) donne des images informatives dans les formes étendues et/ou profondes, en particulier orbitaires ou sous-glottiques. L'IRM cérébrale (Angio-IRM et IRM avec injection de gadolinium) est par ailleurs indispensable, tout comme l'échographie cardiaque, l'angio-scanner ou l'angio-IRM cervico-thoracique et l'examen ophtalmologique, dans les cas d'hémangiomes segmentaires de la face, afin d'éliminer une malformation pouvant entrer dans le cadre d'un syndrome PHACES. Une échographie hépatique est pratiquée en cas d'hémangiomatose miliaire à la recherche d'une localisation hépatique angiomateuse. Une IRM médullaire et abdominopelvienne seront demandées en cas d'hémangiome du périnée ou lombosacrés médians afin d'éliminer un syndrome PELVIS (Perineal hemangioma, External genitalia malformations, Lipomyelomeningocele, Vesicorenal abnormalities, Imperforate anus, Skin tag) ou SACRAL(Spinal dysraphism, Anogenital, Cutaneous, Renal and urologic anomalies, associated with an Angioma of Lumbosacral localization). Une fibroscopie laryngée peut être indiquée en cas d'hémangiome « en barbe », à la recherche d'un angiome sous-glottique, qui constitue une urgence thérapeutique en raison du risque de détresse respiratoire.

2.5. Complications

Les HI peuvent se compliquer d'ulcération, de saignement, d'infection, d'obstruction d'un orifice naturel, de défaillance cardiaque, de déformation osseuse ou esthétique. Ces complications surviennent plus fréquemment au cours de la phase de prolifération de l'hémangiome. Les facteurs prédictifs de ces complications sont la taille, la localisation et le sous-type morphologique de l'HI. Le risque d'ulcération est, par exemple, plus important pour des hémangiomes localisés sur la zone centro-faciale ou les régions ano-génitales ; ainsi que pour certains types d'HI, HI télangiectasique du siège et des organes génitaux, HI en croissance rapide et HI segmentaire facial[20]. Cette complication est également plus fréquente chez les filles, en cas de gémellarité et surtout en cas d'hypotrophie à la naissance. Elle survient en moyenne autour de trois mois mais parfois dès la période néonatale[15]. Les lésions ulcérées peuvent ensuite saigner (41%) ou s'infecter (16%)[25]. L'ulcération est la plus fréquente des complications puisqu'elle concerne jusqu'à 15% des cas d'HI[9,26] (Fig 8). Ces lésions sont presque toujours très douloureuses et laissent des cicatrices inesthétiques. Les surinfections et les hémorragies surviennent très rarement.

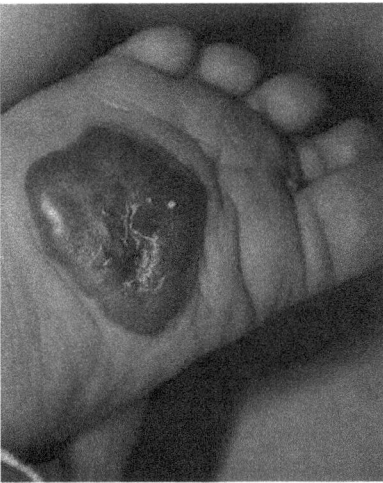

Fig 8 : HI ulcéré de la plante d'un pied
Service de Dermatologie, CHU de Caen, Dr Dompmartin A.

Les localisations périorbitaire et auriculaire sont également à risque. En effet, la lésion pourra provoquer une altération du champ visuel, un trouble de la réfraction oculaire ou de la perception auditive. Les HI labiaux peuvent gêner la succion et retentir sur le développement de structures maxillo-dentaires. Les hémangiomes narinaires peuvent menacer les structures nasales sous-jacentes lors d'un épisode de nécrose (Fig 9 à 11). Les hémangiomes localisés dans la région génitale peuvent également être problématiques, ainsi que les hémangiomes pré-mammaires, qui peuvent altérer les futures glandes mammaires. Une insuffisance cardiaque peut compliquer une forme diffuse d'hémangiomes hépatiques mais également une hémangiomatose néonatale diffuse (« miliaire ») (Fig 12) voire un hémangiome cutané très étendu. Ces formes d'HI peuvent aussi, dans de rares cas, induire une insuffisance thyroïdienne sévère, qui a été rapportée à la sécrétion d'une enzyme inactivant les hormones thyroïdiennes, la 3-iodothyronine deiodinase[27,28]. Des localisations viscérales peuvent être associées aux hémangiomes cutanés, l'atteinte aérienne étant la plus fréquente, puis l'atteinte hépatique. Il existe également d'exceptionnelles localisations digestives. Le pronostic vital peut être rapidement engagé lorsque l'HI est situé sur le tractus respiratoire, des fosses nasales à la région sous-glottique. La fréquence de ces formes viscérales est plus importante au cours de l'hémangiomatose cutanée miliaire disséminée et des hémangiomes segmentaires de la face. Habituellement, leur expression clinique est précoce dès les toutes premières semaines de vie[6,20,27,29-31].

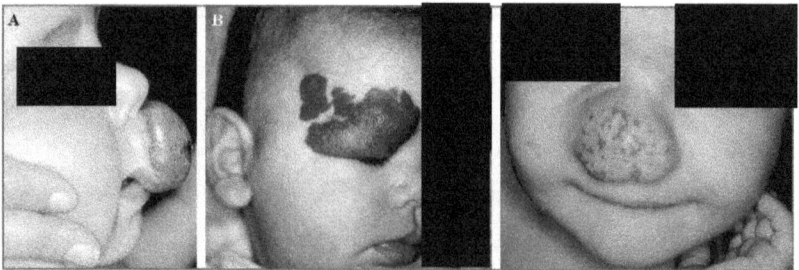

Fig 9 : Localisations faciales d'HI, à risque fonctionnel
Barbier C. Classification des anomalies vasculaires superficielles.
STV, Sang thrombose vaisseaux. 2009; vol 21(5-6):248-57.

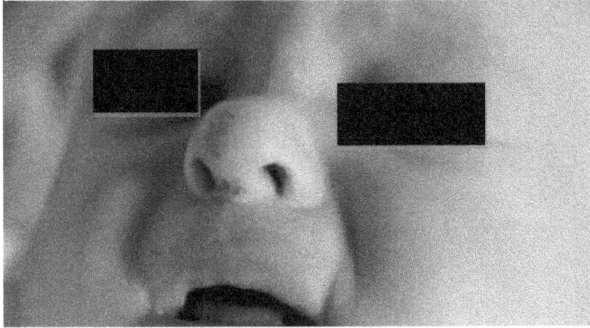

Fig 10 : HI de type Cyrano (forme à prédominance sous-cutanée)
Service de Dermatologie, CHU de Caen, Dr Dompmartin A.

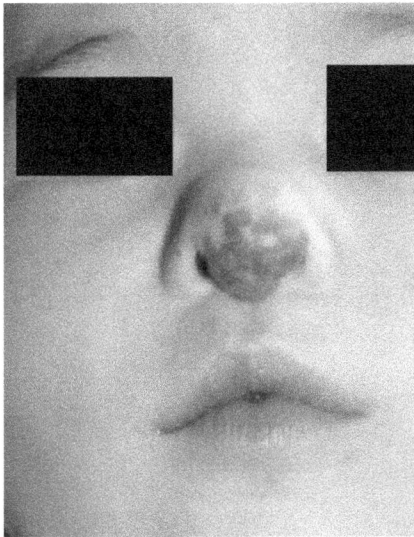

Fig 11 : Autre HI de type Cyrano (forme mixte)
Service de Dermatologie, CHU de Caen, Dr Dompmartin A.

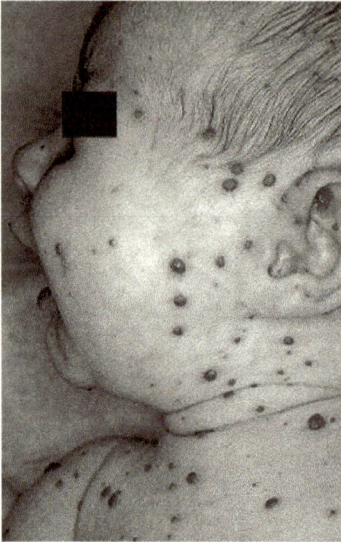

Fig 12 : Hémangiomatose miliaire
Collège national des enseignants de dermatologie.

Les hémangiomes segmentaires de la face peuvent être associés au syndrome PHACES, un acronyme pour décrire un syndrome neuro-cutané qui associe des malformations de la fosse postérieure (P), des hémangiomes (H) étendus de la face, des anomalies artérielles (A), cardiovasculaires (C), oculaires (Eye) et sternales (S) (Fig 13). Les hémangiomes du segment 1 fronto-temporal seraient plus souvent associés à des anomalies cérébrales alors que ceux du segment 3 le seraient à des anomalies cardiaques[32]. 70% des enfants souffrant d'un syndrome PHACES ne présentent qu'une seule atteinte extra-cutanée[33,34]. Le nouveau-né atteint du syndrome PHACES est le plus souvent neurologiquement asymptomatique. Les atteintes vasculaires cérébrales peuvent entraîner dès la période néonatale ou parfois des années après, accident vasculaire ischémique, hémiparésie, convulsions, ou migraines sévères, tandis que s'installent des zones cérébrales d'infarctus du fait d'une artérite occlusive progressive, des

18

sténoses, des anévrysmes[32,35].

ACRONYM	CRITERION	SPECIFIC EXAMPLES
P	Central nervous system anomalies	Dandy-Walker malformation, cerebellar or cerebellar vermis hypoplasia or agenesis, cortical dysplasia, hypoplasia or absence of the corpus callosum or septum pellucidum, frontal lobe calcifications, absent foramen lacerum, polymicrogyria, microcephaly
H	Hemangiomas	Segmental facial hemangiomas, other cutaneous hemangiomas, airway hemangiomas, rare visceral hemangiomas
A	Arterial cerebrovascular anomalies	Agenesis aneurysm or occlusion of carotid arteries, anomalous branches of internal carotid artery, vertebral artery hypoplasia, persistence of trigeminal artery
C	Cardiovascular anomalies	Aortic coarctation, patent ductus arteriosus, ventricular and atrial septal defects, pulmonary stenosis, tricuspid valve disease, aberrant subclavian artery, Tetrology of Fallot, aortic aneurysm
E	Eye anomalies	Microphthalmos, Horner's syndrome, retinal vascular abnormality, optic nerve atrophy, iris vessel hypertrophy, iris hypoplasia, congenital cataract, sclerocornea, lens coloboma, exophthalmos, strabismus, choroidal hemangioma, glaucoma, congenital 3rd nerve palsy, peripapillary staphyloma
S	Ventral developmental defect	Sternal clefting and supraumbilical abdominal raphe

Fig 13 : Syndrome PHACES

Hartemink DA, Chiu YE, Drolet BA, Kerschner JE.et al
PHACES syndrome: a review.
Int J Pediatr Otorhinolaryngol.2009 Feb;73(2):181-7.

Les hémangiomes périnéaux et lombosacrés médians sont à risque respectivement d'être inclus dans un syndrome PELVIS ou un syndrome SACRAL, incluant un hémangiome, des malformations ano-génitales, un dysraphisme, des anomalies vésico-rénales et/ou d'autres anomalies cutanées (Fig 14). Plus récemment, a été décrit un syndrome LUMBAR

(Lower body, hemangioma and other cutaneous defects, Urogenital anomalies, ulceration, Myelopathy, Bony deformities, Anorectal malformations, arterial anomalies and Renal anomalies)[36].

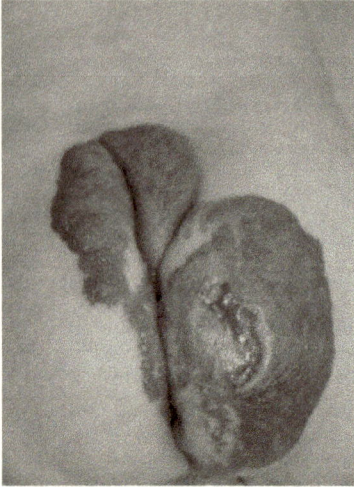

Fig 14 : HI ulcéré entrant dans le cadre d'un syndrome PELVIS
Service de Dermatologie du CHU de Caen, Dr Dompmartin A.

2.6. Etiopathogénie

Les HI correspondent à un modèle de tumeur avec une phase proliférative et une durée limitée par une involution systématique. En phase de croissance, la prolifération de cellules endothéliales est responsable de la formation de néo-vaisseaux. Au cours de la phase d'involution de l'hémangiome, quelques rares capillaires persistent au sein d'un tissu fibro-adipeux. De très nombreux travaux réalisés depuis 20 ans ont permis d'avancer dans la connaissance de l'hémangiogenèse, même si on ignore toujours les mécanismes exacts de l'induction et de la régression d'un HI[37].

Il a été démontré que les HI en phase de croissance surexpriment plusieurs facteurs et récepteurs impliqués dans l'angiogenèse tels que le Vascular Endothélial Growth Factor (VEGF) et ses récepteurs, ainsi que le basic Fibroblast Growth Factor (bFGF)[37]. Le VEGF a un rôle central en induisant la prolifération, la survie et la migration des cellules endothéliales[38]. En 2008, a été observé une diminution constitutionnelle de l'expression du récepteur 1 du VEGF (VEGF-R1) sur des cultures de cellules endothéliales d'HI. Cette baisse entrainait une activation du récepteur VEGF-R2 et une cascade angiogénique consécutive[39].

Ce phénomène d'angiogénèse pourrait être induit par un phénomène d'hypoxie, qui agirait par l'intermédiaire d'un facteur de transcription (Hypoxia Inducible Factor : HIF-1alpha) régulant notamment le gène codant pour le VEGF. En effet, plusieurs données cliniques avaient fait suspecter le rôle de cette hypoxie foetale ou néonatale dans la genèse des hémangiomes[16-18]. D'une part, parce que ces lésions surviennent plus fréquemment chez des enfants avec un petit poids de naissance et lors de grossesses pathologiques (placenta praevia, prééclampsie). D'autre part, ces enfants atteints d'HI ont une prévalence de la rétinopathie des prématurés plus élevée et celle-ci serait aussi liée à une hypoxie fœtale responsable d'une néo-vascularisation rétinienne[40]. Il a été démontré que les pathologies placentaires (hématomes rétro-placentaires, infarctus ischémiques étendus…) étaient plus fréquentes chez des prématurés souffrant d'HI. Ces anomalies sont associées à un bas débit de perfusion placentaire et pourraient donc être à l'origine d'un stress hypoxique périnatal[18]. Par ailleurs, une autre hypothèse, celle du facteur traumatique cutané, a été soulevée pour expliquer cette hypoxie fœtale. Les HI sont, en effet, plus fréquents sur les zones convexes du visage[41], celles qui subissent un écrasement lors du passage dans la filière utéro-vaginale.

Quant à l'involution des hémangiomes, elle serait liée à une apoptose des cellules endothéliales[42]. Par ailleurs, la découverte de la présence de cellules souches mésenchymateuses à potentiel de différenciation adipocytaire, parmi les progéniteurs des cellules endothéliales des HI en prolifération, constitue une piste pour la compréhension des résidus adipeux observés parfois en fin de régression lésionnelle[43].

Plusieurs résultats convergent vers l'hypothèse d'une cellule souche mésenchymateuse pluripotente qui serait activée sous l'effet de l'hypoxie. Il en résulterait une expression de nombreux facteurs angiogéniques, entraînant la croissance d'une tumeur vasculaire. Puis, les cellules tumorales se différencieraient en cellules adipeuses. Cependant, il persiste de nombreuses inconnues et notamment le mécanisme permettant le passage de la phase proliférative à la phase apoptotique.

2.7. Thérapeutiques

2.7.1 Les HI à traiter

Les hémangiomes nécessitant un traitement rapide sont les HI mettant en jeu le pronostic vital (localisation laryngée, localisation nasale obstructive, hémangiomatose miliaire avec hémangiome(s) hépatique(s) grave(s) avec risque d'insuffisance cardiaque à débit élevé, HI cérébral, médullaire ou digestif). L'hémangiome sous-glottique est une urgence thérapeutique qu'il faut rechercher devant un HI en « barbe » S3. Un traitement est également à recommander devant un HI pouvant occasionner des préjudices fonctionnels (HI orbitaires et péri-orbitaires, HI péri-orificiels) et dans les cas d'HI compliqués, notamment les HI ulcérés douloureux[5,20,44]. Le traitement doit également être envisagé pour les hémangiomes à risque de séquelles esthétiques importantes, principalement dans les localisations cervico-faciales (volumineux HI péri-orificiel, HI Cyrano) et dans les formes extensives et télangiectasiques, en particulier des zones découvertes et de la sphère périnéale, où les phénomènes de nécrose sont importants. Plusieurs facteurs rentrent en ligne de compte lors de la prise en charge initiale : la localisation, la taille, la profondeur de l'hémangiome et l'âge de l'enfant. Si on considère tous les types de traitement susceptibles d'être appliqués en phase de prolifération (corticoïdes systémiques, en injection intra-lésionnelle, ou localement, soins d'ulcères, laser…), une modalité thérapeutique est utilisée dans 38% des cas. Si on considère uniquement les traitements pharmacologiques visant à stopper la croissance d'un HI, environ 15% des nourrissons atteints sont concernés[20].

2.7.2. Les thérapeutiques

Les corticoïdes oraux sont le traitement de référence des HI[45,46]. Comme pour les B-bloquants, il n'existe pas de consensus sur les modalités exactes de la corticothérapie. Dans une méta-analyse datant de 2001, qui s'intéressait aux différentes études concernant les HI traités par corticoïde, l'âge moyen d'initiation du traitement étaient de 4,5 mois ; la dose journalière moyenne était égale à 2.9 mg/kg. Une efficacité du traitement, soit par stabilisation ou diminution en taille de la lésion, était rapportée dans 75% des cas avec des doses de 2-3 mg/kg/jr d'équivalent prednisone, l'effet apparaissant entre la 2ème et la 3ème semaine de traitement. Le dosage optimal, la durée du traitement et de sa décroissance restent indéterminés. Un rebond survenait après l'arrêt du médicament en moyenne dans 36% des cas[45]. Ce traitement engendrait des effets secondaires le plus souvent mineurs, comme une irritabilité, une constipation, une acné, une modification du faciès qui devenait cushingoïde (Fig 15), un reflux gastro-oesophagien ou un ralentissement temporaire de la croissance, mais parfois plus graves, comme une hypertension artérielle, une cardiomyopathie hypertrophique ou une ostéoporose[47,48]. Le mécanisme d'action des corticoïdes dans cette pathologie reste inconnu. La corticothérapie intra-lésionnelle est réservée aux formes évolutives mais localisées. Le triamcinolone (Kenacort Retard[R]) est utilisé à la dose de 3 à 5 mg/kg/procédure, les injections se faisant sous anesthésie générale courte et en milieu chirurgical. Le taux de bonne réponse est de 50%[49]. Les effets secondaires sont limités et plutôt d'ordre local, à type d'hypochromie et d'atrophie linéaire. Une complication rare, mais redoutable, existe en cas de localisation péri-orbitaire de l'HI, c'est le risque de cécité par occlusion de l'artère centrale de la rétine[48,50].

En seconde intention, les options thérapeutiques sont l'interféron (IFN) alpha et la vincristine[51-54]. Mais, en pratique, elles sont quasiment abandonnées aujourd'hui. Ces 2 médicaments sont des agents anti-angiogéniques. Le premier diminue la prolifération des cellules endothéliales par une régulation négative du bFGF, le second induit une apoptose des cellules endothéliales tumorales *in vitro*[55]. Ces molécules agissent lentement sur le volume tumoral et induisent des effets indésirables non-négligeables, notamment hématologiques et neurologiques (l'IFN peut provoquer dans 10 à 30% des cas un retard de développement

24

ou une diplégie spastique[55]). D'autres thérapeutiques comme l'imiquimod, la cryothérapie, le laser ont été ou sont encore parfois utilisés[56]. Ils présentent tous des risques potentiels et leur efficacité n'a pas été clairement établie.

Le laser pulsé à colorant est parfois proposé pour accélérer le blanchiment d'un HI superficiel ou pour traiter des télangiectasies résiduelles. Il peut aussi faciliter la cicatrisation d'un HI ulcéré, mais ce résultat est inconstant[57]. La chirurgie conserve une place dans le traitement de certains HI pédiculés volumineux en phase de croissance, des HI globuleux des paupières aux conséquences visuelles (chirurgie au bistouri à ultrasons (Dissectron[R])) ou dans le traitement des hémangiomes de la pointe du nez, dits Cyrano, à risque de destruction des cartilages alaires[58]. Une chirurgie précoce peut également être utile pour les HI laryngés symptomatiques ne répondant pas au propranolol. La chirurgie plastique est indiquée lorsqu'il existe des séquelles fibrolipomateuses volumineuses[59]. Le laser CO2 ou le laser Erbium sont indiqués en phase tardive sur des zones cicatricielles. Ils améliorent l'aspect par leur effet lissant et tenseur.

En 2008, deux B-bloquants, le propranolol et l'acébutolol, ont montré leur efficacité thérapeutique dans la prise en charge des HI ainsi qu'une bonne tolérance. Ces traitements deviennent progressivement un choix thérapeutique de première ligne [2,60].

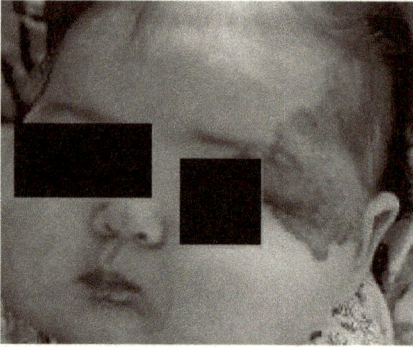

Fig 15 : faciès cushingoïde d'un enfant traité par corticothérapie pour un HI segmentaire de la face
Service de Dermatologie, CHU de Caen, Dr Dompmartin A.

3. Les B-bloquants

3.1. Découverte thérapeutique

C'est une observation fortuite qui a incité des médecins bordelais à tester un traitement par B-bloquant chez des patients souffrant d'hémangiomes infantiles. Il s'agissait d'un nourrisson qui avait été traité initialement par corticostéroïde pour un hémangiome volumineux ulcéré du nez. L'enfant développa une cardiomyopathie, secondaire à la corticothérapie générale, nécessitant l'introduction d'un β-bloquant, le propranolol, dès l'âge de 4 mois. Dans les jours suivant, les médecins observèrent un palissement rapide et une diminution du volume de l'hémangiome. A l'arrêt du traitement par propranolol, à l'âge de 14 mois, la lésion avait pratiquement disparu. Après avoir observé le même effet chez un deuxième enfant,

26

souffrant d'un HI massif du visage et du membre supérieur droit (Fig 16), résistant aux médicaments habituels, le Pr Taïeb et son équipe décidèrent de traiter par propranolol (2 mg/kg/jr), 9 autres enfants avec des hémangiomes problématiques. Dans tous les cas, les hémangiomes ont pâli dans les premières 24 heures et diminué de volume dans les mois suivant le début du traitement. Ils décidèrent alors de breveter leur découverte puis de publier les résultats dans le New England Journal of Medicine[2].

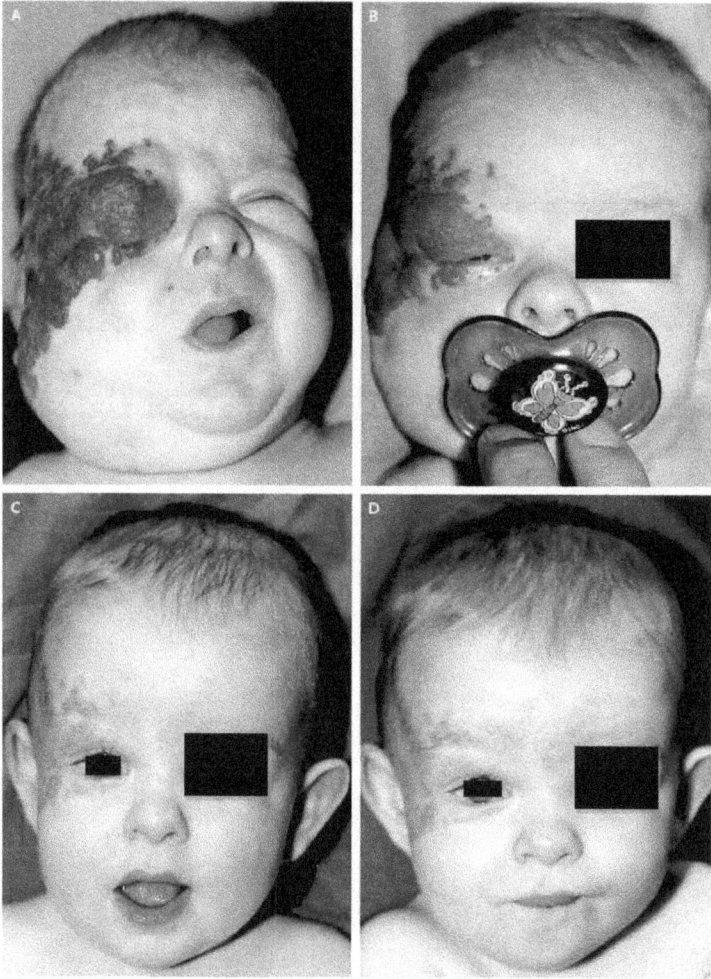

Fig 16 : Enfant traité par B-bloquant, première publication sur le sujet
Leaute-Labreze C, Dumas de la Roque E, Hubiche T, Boralevi F, Thambo JB, Taïeb A.
Propranolol for severe hemangioma of infancy.
N Engl J Med. 2008;358:2649-2651.

Dans le même temps, l'efficacité d'un autre B-bloquant, l'acébutolol, avait été remarquée, par l'équipe médicale de Montpellier[3]. La publication plus tardive de cette découverte, ainsi que la promotion du propranolol réalisée par le laboratoire Pierre Fabre, explique sans doute la prépondérance actuelle de l'utilisation du propranolol dans la prise en charge des HI.

Après ces quelques observations, d'autres cas et séries ont été rapportés avec toujours une efficacité excellente du B-bloquant. Mais, les modalités exactes de ce traitement ne sont pas encore consensuelles[2,3,47,60-62,A].

3.2. Mécanismes d'action

3.2.1. Généralités

Les bêta-bloquants sont des antagonistes compétitifs des récepteurs bêta-adrénergiques. En s'y fixant, ils empêchent leur activation par les catécholamines. Ces récepteurs appartiennent à la grande famille des récepteurs à 7 passages transmembranaires couplés à la protéine G. Leur activation par les catécholamines endogènes (adrénaline et noradrénaline), libérées principalement par le système nerveux sympathique, induit la formation d'adénosine mono-phosphate cyclique (AMPc), qui active une protéine kinase AMPc-dépendante, qui par phosphorylation de plusieurs protéines, engendre de nombreux effets métaboliques. Les récepteurs B-adrénergiques sont de 3 types, schématiquement répartis comme suit :

– Bêta-1 : cœur, rein, tissu adipeux ;

– Bêta-2 : foie, muscle, pancréas, poumon, vaisseaux, tissu adipeux ;

– Bêta-3 : tissu adipeux.

L'effet thérapeutique d'un B-bloquant dépendra de son affinité relative pour chacun des types de récepteurs. Les B-bloquants se différencient par leur caractère hydrophile ou lipophile et également par l'existence de deux sélectivités importantes :

– la cardio-sélectivité ou plutôt la B-1 sélectivité limite les effets liés au blocage des récepteurs B-2 (vasoconstriction, bronchoconstriction, et hypoglycémie)

– l'activité B-agoniste partielle ou activité sympathomimétique intrinsèque (ASI) limite la bradycardie induite par l'effet chronotrope négatif de tous les B-bloquants et minore le risque d'aggravation des phénomènes de Raynaud[63].

3.2.2. Types de B-bloquants utilisés

Le propranolol est le B-bloquant qui est le plus communément employé dans le traitement des HI. Sa demi-vie d'élimination plasmatique est courte (4-6 heures). Voici les principales caractéristiques des B-bloquants dont l'utilisation a été rapportée dans la prise en charge des HI :

- Propranolol : non-cardio-sélectif, demi-vie courte, lipophile[2]

- Acébutolol : cardio-sélectif, demi-vie courte (4-7 heures), lipophile, ASI[3]

- Nadolol : non cardio-sélectif, demi-vie longue (20-24 heures), hydrophile[B]

    - Aténolol : cardio-sélectif, demi-vie moyenne (9 heures), hydrophile[64]

3.2.3. Action des B-bloquants dans les HI

Différents types d'action des B-bloquants sur les HI commencent à être élucidés, ils pourraient être liés à :

- une vasoconstriction, qui expliquerait que les hémangiomes deviennent dans les 3 premiers jours plus pâles et mous. Une récente étude a montré que les récepteurs B2-adrénergiques, qui sont une cible des B-bloquants, étaient plutôt exprimés par les mastocytes que par les cellules endothéliales. En se fixant sur leurs récepteurs, les B-bloquants inhibent la libération d'oxyde nitrique, et empêchent la vasodilatation[C].

- une expression réduite des gènes du VEGF et du bFGF, par down-regulation de la voie de RAF-mitogen-activated protein kinase (MAP kinase), qui expliquerait l'interruption de la croissance de l'HI par effet antiangiogénique[65].

- une induction de l'apoptose des cellules endothéliales des capillaires, qui induirait la régression tumorale[47,66,67].

3.3. Recommandations thérapeutiques actuelles

3.3.1. Indications et modalités de prescription

L'attente de la régression spontanée de l'hémangiome n'est pas envisageable dans certains hémangiomes alarmants qui nécessitent alors la mise en place d'un traitement pour stopper leur croissance. Il s'agit des HI mettant en jeu le pronostic vital ou à risque fonctionnel, les HI compliqués d'ulcération et ceux qui engendrent un préjudice esthétique majeur.

Le traitement par B-bloquant dans les HI ne possède pas d'Autorisation de Mise sur le Marché (AMM) mais il est aujourd'hui utilisé en première intention en France dans la plupart des cas d' HI nécessitant un traitement. Une demande d'autorisation d'utilisation doit être adressée à l'Agence Nationale de Sécurité du Médicament et des produits de santé (ANSM), qui contrôle le respect des indications et autorise la mise en route du traitement dans le cadre d'une Autorisation Temporaire d'Utilisation (ATU)[68]. Cette ATU était initialement nominative, c'est à dire demandée par un médecin hospitalier et thésé pour un patient sous sa responsabilité. Le médecin devait alors remplir le feuillet Cerfa pour obtenir le médicament puis à chaque renouvellement. C'est l'ANSM (ou anciennement Agence Française de Sécurité Sanitaire des Produits de Santé (AFSSAPS)) qui accordait ensuite cette ATU nominative pour une certaine période. Cependant, depuis le 30 mai 2012, une ATU dite de "cohorte" a été accordée à la solution de Chlorhydrate de propranolol Pierre Fabre Dermatologie 3,75 mg/ml, solution buvable. Ce type d'ATU concerne un groupe ou sous-groupe de patients, traités et surveillés en suivant des critères parfaitement définis dans un protocole d'utilisation thérapeutique et de recueil d'informations.

Le médecin doit remplir périodiquement des fiches de recueil d'informations pour pouvoir obtenir le traitement et le poursuivre. Cette démarche est obligatoire pour toute commande auprès du laboratoire. L'ATU de cohorte est délivrée à la demande du titulaire des droits d'exploitation, qui s'engage à déposer une demande d'AMM dans un délai fixé. Ainsi, une demande d'AMM sera déposée prochainement par le laboratoire Pierre Fabre auprès de l'Agence Européenne du Médicament (EMA). (Annexe 1)

3.3.2. Contre-indications

Contre-indications absolues :

- Prématurés n'ayant pas atteint l'âge corrigé (surtout en raison d'une immaturité pulmonaire)
- Malformations cardiaques congénitales avec contre-indication aux β-bloquants (Bloc du 2ème ou 3ème degré non appareillé, choc cardiogénique, bradycardie sinusale inférieure à 50/min)
- Insuffisance cardiaque non-contrôlée, hypotension artérielle
- Bronchopneumopathie chronique obstructive et asthme
- Hypersensibilité au propranolol
- Antécédent de réaction anaphylactique
- Nouveau-né allaité par sa mère traitée elle-même par B-bloquant (risque de surdosage)

Contre-indications relatives :

- Prématurés n'ayant pas atteint l'âge corrigé (mais contre-indication absolue en cas d'immaturité pulmonaire)
- Insuffisance hépatique
- Insuffisance rénale
- Prédisposition à l'hypoglycémie

3.3.3. Instauration du traitement

Préalablement à la mise en route du traitement, le représentant légal de chaque patient, doit être informé sur le médicament, les modalités de la procédure de mise à disposition exceptionnelle et de déclaration des effets indésirables. Le traitement utilisé en première intention en France est le propranolol. Il est débuté à la posologie de 2 à 3 mg/kg/jour en 2 à 3 prises orales par jour, sous forme de gélule ou de solution buvable. Il est parfois conseillé de débuter à la dose de 0,5 à 1 mg/kg/jour pendant quelques jours puis d'augmenter progressivement la dose, afin d'améliorer la tolérance[62]. Il s'agit d'une attitude non-consensuelle et la dose optimale en termes d'efficacité et de tolérance n'est actuellement pas connue.

Dans les cas graves, mettant en jeu le pronostic vital, certains auteurs préconisent l'association d'une corticothérapie générale à la dose d'au moins 1,5 mg/kg et propranolol[69]. En effet, les B-bloquants n'ayant pas l'AMM pour le traitement des HI, il est plus sécurisé de donner le traitement de référence utilisé depuis de nombreuses années, qu'est la corticothérapie, dans les formes graves d'hémangiomes.

L'initiation du traitement se fait en milieu hospitalier, soit en hôpital de jour soit au cours d'une courte hospitalisation de 24 à 48 heures en fonction des centres. Une surveillance minimale de 4 heures après l'introduction du traitement est spécifiée sur le protocole d'ATU du propranolol. Un bilan pré-thérapeutique est effectué et comprend un examen clinique complet avec le plus souvent une mesure de la fréquence cardiaque et de la tension artérielle aux quatre membres, un électrocardiogramme (ECG) 12 dérivations, échographie cardiaque et avis cardio-pédiatrique, glycémie, fonctions rénale, et hépatique. Durant les 2 premiers jours, un monitoring ECG est effectué pendant le sommeil et 1 heure après administration du propranolol. La tension artérielle et le pouls sont surveillés de façon rapprochée (fréquence et durée non consensuelles de toutes les 15 à 60 minutes pendant les 4 à 6 premières heures) et un contrôle de la glycémie est institué[70] (attitude non-consensuelle également, à réserver à des cas particuliers/ si facteurs de risque supplémentaires). Un suivi clinique ambulatoire par une équipe spécialisée est ensuite nécessaire afin d'évaluer l'efficacité et la tolérance au traitement (fréquence cardiaque après une semaine puis tous les mois, selon le protocole d'ATU du propranolol) ainsi que pour réadapter la posologie en fonction du poids du patient. Un ECG est recommandé tous les trois mois[68].

3.3.4. Durée du traitement

La durée du traitement n'est pas clairement établie, mais dépend probablement du type d'hémangiome (cutané ou sous-cutané) et de l'âge de début du traitement. En cas de durée insuffisante, il existe un risque de rechute avec réaugmentation du volume lésionnel et recoloration de la composante cutanée[71]. Afin de limiter ce risque, il semble nécessaire de traiter jusqu'à la fin de la phase de croissance de l'HI (4 à 6 mois pour un

HI cutané et jusqu'à un an pour un hémangiome sous-cutané ou segmentaire)[47]. Après une durée de traitement suffisante, il peut se produire une augmentation discrète et transitoire du volume de l'HI pendant 2 à 3 jours après l'arrêt du traitement, ne nécessitant pas une reprise du médicament. Il n'y a pas de recommandation concernant une éventuelle décroissance progressive de la posologie. Selon le protocole d'ATU du propranolol, un enfant, qui a effectué au moins trois mois de traitement, doit être revu 12 mois puis 24 mois après l'arrêt du médicament, afin d'évaluer le retentissement du traitement sur la croissance staturo-pondérale et le développement neurologique[68].

3.3.5. Efficacité

L'efficacité des B-bloquants a été dès le début qualifiée de spectaculaire lors de la première série rapportée par Léauté-Labrèze et al[2]. L'effet se manifeste souvent dès les 24 à 48 premières heures avec un palissement de la composante superficielle et un assouplissement de la lésion à la palpation[72]. L'efficacité est ensuite lentement progressive dans les mois qui suivent. Les résultats seraient meilleurs dans les cas d'HI avec une forte composante sous-cutanée, et lorsque le traitement est introduit précocement notamment en cas d'HI ulcéré[73,74]. Cependant, une étonnante efficacité a été constatée dans tous les types d'HI, HI localisés avec risque fonctionnel ou esthétique, HI ulcérés, HI étendus, segmentaires, syndromiques, hémangiomatose miliaire avec atteinte hépatique, défaillance cardiaque ou complication thyroïdienne[74-77].

3.3.6. Tolérance

Elle est globalement excellente, avec un recul de plus de 40 ans en pédiatrie dans les indications non dermatologiques, telles que l'hypertension artérielle, l'insuffisance cardiaque, les tachycardies supra-ventriculaires, le syndrome du QT long et la thyrotoxicose. Certains effets indésirables sont classiques tels que les cauchemars, la froideur des extrémités, les diarrhées, le reflux gastro-oesophagien, l'hypotension ou la bradycardie[62]. D'autres sont moins fréquemment rapportés comme l'hypoglycémie ou l'hyperkaliémie[78,79]. Des cas de caries chez des enfants traité par la solution de propranolol ont également été décrits. Elles seraient induites par un excipient à base de saccharose contenu dans cette solution et/ou par l'hyposialie induite par l'effet antagoniste B-adrénergique du propranolol[80,81]. Le sirop propranolol est désormais produit sans sucre.

Deux situations sont particulièrement importantes à repérer afin d'éviter la survenue de complications. Tout d'abord, il faut être vigilant chez un enfant aux antécédents d'asthme ou de bronchiolite car il existe un risque de broncho-constriction induite par le propranolol. Celui-ci doit donc être interrompu en cas de survenue d'un bronchospasme. En effet, un cas d'arrêt cardiorespiratoire a été rapporté chez un nourrisson de 3 mois traité par propranolol pour un hémangiome en barbe[D]. Cet arrêt cardiorespiratoire hypoxique est survenu dans un contexte de bronchiolite dyspnéisante fébrile. Le propranolol a empêché la tachycardie, principal mécanisme de défense contre l'hypoxie et a majoré celle-ci par broncho-constriction[82]. D'autre part, des épisodes d'hypoglycémie ont été rapportés[78]. Ce risque semble majoré chez le nouveau-né de faible poids et en cas de situation de jeûne. En cas de repas sauté, il est préférable de surseoir à la prise médicamenteuse. L'hypoglycémie est, en effet, redoutée du fait du risque de séquelles neurologiques.

Selon les recommandations de l'ANSM[68], dans le cadre de l'ATU du propranolol, il est nécessaire d'arrêter le traitement par propranolol en cas de :

- Fréquence cardiaque < 60 battements par minute

- Pression artérielle < 60/40 mmHg

- Glycémie < 40 mg/dl

- Bronchospasme

4. Etude

4.1. But de l'étude

Malgré les nombreuses publications sur le sujet, la prise en charge thérapeutique des HI par B-bloquant reste floue, tant sur le type de B-bloquant à utiliser que sur la dose, et la durée du traitement[1,2,47,70,71,73,81-90]. Nous rapportons une nouvelle série de cas d'HI traités par propranolol afin de fournir des données complémentaires sur l'efficacité, la tolérance et l'évolution à l'arrêt du traitement. Ces données seront ensuite comparées aux résultats des séries précédemment publiées.

4.2. Matériel et méthodes

4.2.1. Critères d'inclusion et d'exclusion

Il s'agit d'une étude observationnelle réalisée sur dossiers au CHRU de Caen, sur une population de 32 enfants, tous atteints d'HI et traités par un B-bloquant oral, le propranolol. Tous les malades inclus ont été suivis prospectivement.

Ce travail a concerné tous les patients ayant débuté un traitement par propranolol entre mai 2009 et mai 2011, pour la prise en charge d'un HI :

- menaçant le pronostic vital, ou un pronostic fonctionnel (la vue, l'ouïe ou l'odorat)
- à risque de séquelles inesthétiques majeures
- compliqué d'ulcération.

Un seul patient a été sorti de l'étude en raison d'un arrêt prématuré du B-bloquant après une semaine de traitement, car son administration était jugée trop contraignante par les parents.

4.2.2. Déroulement de l'étude

Un consentement oral des parents de chaque patient était recueilli après leur avoir délivré une information claire sur les risques et les bénéfices attendus sous B-bloquant, sur le déroulement et le suivi du traitement, ainsi que sur les autres thérapeutiques envisageables. En effet, dans tous les cas où nous proposions ce traitement, il était indispensable de discuter la corticothérapie, traitement de référence actuellement.

L'enfant était ensuite hospitalisé en pédiatrie pendant 24 heures, où un bilan complet, à la recherche d'une éventuelle contre-indication au B-bloquant, était pratiqué (examen clinique, ECG, échographie cardiaque et consultation avec un cardio-pédiatre, bilan biologique comprenant glycémie, créatininémie, bilan hépatique). En l'absence de contre-indication, le traitement par propranolol per os était introduit à la dose de 3 mg/kg/jour en trois prises quotidiennes. Pendant l'hospitalisation, une surveillance scopée était réalisée et un contrôle de la glycémie était institué trois fois par jour. Un ECG de contrôle était pratiqué après 24 heures de traitement.

Les patients étaient ensuite revus, en alternance par le dermatologue et le cardio-pédiatre, après une semaine puis tous les mois, pour évaluer l'efficacité et la tolérance du traitement ainsi que pour réadapter la dose en fonction du poids. Ceci jusqu'à l'âge de 12 mois, où le traitement était alors interrompu sans décroissance de dose. La posologie du médicament était diminuée ou celui-ci était arrêté plus précocement en cas de mauvaise tolérance (malaise, bronchospasme, bradycardie, ou hypotension).

4.2.3. Evaluation du traitement

Les caractéristiques de la lésion, taille-coloration-consistance, étaient notées par l'examinateur et des photographies de chaque patient étaient réalisées avant la mise en route du traitement et à chaque visite de suivi en consultation dermatologique (après un mois de traitement puis tous les 2 mois environ, en alternance avec la cardio-pédiatre). Le ressenti des parents sur l'effet thérapeutique initial était recueilli oralement sur un mode binaire (satisfait/non satisfait) lors de la première consultation en dermatologie à un mois de l'introduction du médicament. L'efficacité du traitement était ensuite appréciée par 13 médecins dermatologues et 10 étudiants en médecine, extérieurs au suivi des patients, lors d'une séance de lecture de photographies, réalisées pour chaque patient avant et à l'arrêt du médicament. Le traitement était jugé peu, moyennement ou très efficace (correspondant respectivement aux chiffres 1, 2 et 3), pour chaque patient, de manière subjective, en se basant sur   - la diminution en taille

- la diminution en volume

- le changement de couleur de la lésion (palissement).

Cette technique d'évaluation par un panel de professionnels se rapproche de celle utilisée et validée en chirurgie esthétique (peu satisfait/satisfait/très satisfait)[91]. Une moyenne des 23 appréciations médicales a ensuite été calculée pour chaque patient. Les parents étaient également systématiquement interrogés lors de chaque consultation sur d'éventuels effets secondaires rencontrés sous traitement.

4.2.4. Evaluation à l'arrêt

Une consultation dermatologique de contrôle était fixée 8 à 15 jours après l'arrêt du traitement puis 6 mois après, afin de dépister une éventuelle rechute, pouvant nécessiter une reprise du médicament. Les parents étaient informés de cette éventualité avant l'arrêt du propranolol. Les médecins dermatologues responsables du suivi étaient également disponibles en cas de reprise lésionnelle, dans les mois suivants l'interruption du médicament. La rechute de l'hémangiome était appréciée subjectivement par ces médecins en évaluant principalement la coloration, mais surtout le volume lésionnel. Le traitement était repris pendant une période de 3 mois en cas de rechute jugée sévère, soit parce qu'il existait de nouveau un risque fonctionnel ou vital, ou bien que l'HI redevenait à risque de séquelles inesthétiques.

4.2.5. Tests statistiques

Les données concernant l'efficacité, la survenue d'une rechute et les différentes variables propres à la population d'étude (sexe, type et forme d'hémangiome, âge de début du traitement et durée du traitement) étaient ensuite analysées. Elles étaient saisies sur un tableur Excel puis exportées sur le logiciel de statistique IBM-SPSS version 20.0^R (Chicago, Illinois). L'erreur de première espèce était de 5%. Des analyses descriptives étaient réalisées avec calculs des moyennes et des écarts-types pour les variables quantitatives (âge d'instauration du propranolol, durée du traitement et efficacité moyenne), et des pourcentages pour les données qualitatives ou catégorielles (efficacité, rechute, sexe, type et forme d'HI). L'efficacité moyenne était calculée en faisant la moyenne des 23 évaluations médicales de l'efficacité pour chaque patient. L'analyse comparative reposait sur l'analyse des variances (Anova), dont la validité (hypothèse des variances égales) avait été vérifiée par le test de Levène. Cette analyse a permis de comparer l'efficacité d'une part et la survenue d'une rechute d'autre part, en fonction de l'âge de début du traitement et de sa durée. Lorsque les résultats de l'Anova étaient significatifs (p inférieur à 5%) ou à tendance significative (p entre 5 et 10%), nous avons recherché, par des tests post-hoc, une différence entre les trois groupes d'efficacité (peu, moyennement et très efficace). L'étude de la relation entre deux variables quantitatives était, quant à elle, évaluée par le coefficient de corrélation de Pearson. La liaison entre les variables qualitatives (ou catégorielles) était estimée par le test de Khi-deux. Ceci a permis d'étudier les relations entre l'efficacité du traitement et les caractéristiques des patients (sexe, type et forme de l'hémangiome), puis entre ces mêmes caractéristiques et la survenue d'une rechute nécessitant la réintroduction du médicament.

4.3. Résultats

4.3.1. Caractéristiques de la population (Fig 17)

Elle est constituée de 32 enfants, 11 garçons (34,4%) et 21 filles (65,6%). Le traitement par propranolol a été instauré à un âge variant entre un et 17 mois, pour une moyenne à 4,1 mois +/- 3 mois. La plupart des HI étaient alors en phase proliférative, sauf un traité à partir de 17 mois (HI sous-cutané de la pointe du nez de type Cyrano, patient 24-Fig 32). Les lésions se localisaient dans 93,75% des cas sur le pôle céphalique (30/32).Les autres HI se trouvaient dans 3,12% des cas sur le tronc (1/32) et sur un membre supérieur (1/32). Ils étaient, dans la majorité des cas, localisés (81,25% des cas). Cinq étaient de type segmentaire, 4 atteignant la face et un, un membre supérieur (15,62% des patients). Enfin, une de ces lésions entrait dans un cadre syndromique (syndrome PHACES), comportant des anomalies :

- ophtalmologique : microphtalmie droite
- artérielles : hypoplasie carotide interne droite et artère vertébrale gauche

- cérébrales : hypoplasie hémisphère cérébelleux droit, hypotrophie vermis cérébelleux

- cutanée : hémangiome facial segmentaire étendu.

L'indication principale de traitement, dans notre série, était la présence d'un HI à risque de séquelles inesthétiques majeures (46,88 %) puis venaient les indications suivantes : menace de la fonction visuelle (31,25 %), HI compliqué d'ulcération (12,5%), atteinte nasale avec risque de destruction cartilagineuse (6,25 %) et menace de la fonction auditive (3,12 %). Les hémangiomes traités étaient principalement des HI cutanés (43,75%) puis des HI mixtes (37.5%) et des HI sous-cutanés purs (18,75%). Aucun n'avait été antérieurement traité par un autre médicament. Trois enfants avaient reçu un traitement préalable par laser colorant pulsé pour des HI ulcérés (Patients 2, 23, 28).

4.3.2. Evolution sous traitement (Fig 17)

Le traitement a été poursuivi jusqu'à l'âge de 12 mois chez 27 enfants sur 32. La durée moyenne de traitement était de 7,5 mois +/- 2,4 mois (extrêmes allant de 1,5 mois à 11,0 mois). Le propranolol a été arrêté prématurément chez 4 patients, dans trois cas en raison d'une crise d'asthme (Patients 6, 8 et 27 : avec un arrêt respectivement à l'âge de 6, 7 et 10 mois et demi). Enfin, dans le quatrième cas, c'est la mère de l'enfant qui a pris la décision d'arrêter le propranolol après 4 mois de traitement (Patiente 10) car l'hémangiome n'évoluait plus et le traitement avait des répercussions sur le sommeil de l'enfant. Nous avons par ailleurs traité un patient présentant un HI de type Cyrano de l'âge de 17 à 20 mois, donc après la phase de prolifération de l'hémangiome.

Une rapide amélioration de l'HI, visible dès les premières 48 heures de traitement, était rapportée par les parents et ils se disaient satisfaits du traitement dans 90.6% des cas. La lésion diminuait ensuite progressivement en taille et en coloration, sous propranolol (Fig 18 et 19, respectivement patients 3 et 29). La consistance se modifiait également rapidement, pour devenir plus molle.

Après lecture des photographies par les médecins et étudiants extérieurs à l'étude, le traitement été jugé très efficace dans 50% des cas (exemples Fig 20 à 24), soit 5 HI cutanés (dont une lésion localisée, 3 segmentaires et l'hémangiome inclus dans le syndrome PHACES), 7 HI mixtes et 4 HI sous-cutanés. La régression de l'HI nous semblait cliniquement complète dans 5 cas (patients 7, 20, 21, 22, 31- exemples Fig 22 et 23). Il s'agissait alors de lésions uniquement sous-cutanées. L'évolution des lésions mixtes ou cutanées seules sous traitement était le plus souvent favorable (pour 92,3% de ces lésions, le traitement a été jugé moyennement à très efficace) mais incomplète. La partie rouge, cutanée, persistait toujours sous forme de télangiectasies ou de lésions érythémateuses plus pâles et moins épaisses qu'initialement. Pour 14 patients (43,75%), 6 HI cutanés (2 segmentaires et 4 localisés), 6 mixtes et 2 sous-cutanés, le propranolol était noté moyennement efficace (exemples Fig 25 à 29). Les trois patients souffrant d'un HI de type Cyrano se trouvaient dans ce groupe d'efficacité modérée (Fig 30 à 32, patients 6, 14, 24). Enfin, le traitement était jugé globalement peu efficace chez deux patients seulement. Dans un cas, le propranolol avait été débuté tardivement, à l'âge de 9 mois (Fig 33, patiente 27 : HI cutané de la glabelle). Le second cas concernait un patient présentant un HI mixte à prédominance cutanée (Fig 34-patiente 5), pour qui le traitement avait été débuté à l'âge de 5 mois, et avait eu une bonne efficacité uniquement sur la petite partie sous-cutanée. Pour une patiente, qui a été sortie de l'étude, nous n'avons pu évaluer l'efficacité du traitement. En effet, le propranolol n'avait été pris que pendant une semaine, puis arrêté sur décision parentale car son administration était jugée trop contraignante.

Dans quatre cas, l'hémangiome était compliqué d'une ulcération. Les douleurs provoquées par ces lésions régressaient durant la première semaine du traitement. La cicatrisation était constatée en 15 jours à 3 mois (en 15 jours pour les patients 23 (Fig 35) et 26, en 2 mois pour la patiente 2, en 3 mois environ pour la patiente 28 (Fig 36) ; soit une moyenne à 1,5 mois).

Trois patients avaient initialement des répercussions ophtalmologiques (astigmatisme du côté lésionnel), qui se sont résolues complètement sous B-bloquant.

4.3.2.1. Caractéristiques des 32 patients de l'étude (Fig 17) :

N° pt= numéro de patient
Sexe F=féminin, M=Masculin
 Localisation
Forme C=Cutanée, SC=Sous-cutanée, M=Mixte
Type de l'hémangiome L=Localisé, S=Segmentaire, Sd=Syndromique
Indication du traitement
Age de début du traitement (mois)
Durée du traitement (mois)
Efficacité du traitement (moyenne des évaluations des 23 médecins et étudiants extérieurs au suivi)
1=peu efficace,
2=moyennement efficace,
3=très efficace
Rechute ayant nécessité une réintroduction médicamenteuse

N° pt	Sexe	Localisation	Forme	Type	Indication du traitement	Age de Début (mois)	Durée (mois)	Efficacité	Rechute
1	F	Joue	M	L	Risque esthétique	2	10	2	oui
2	F	Face,	C	Sd	Risque esthétique et	1	11	3	oui

		Cuir-chevelu			Complication locale (ulcération)			
3	M	Joue	M	L	Risque fonctionnel visuel	6	6	**3**	non
4	F	Hémiface	C	S	Risque fonctionnel visuel	4	8	**2**	non
5	M	Nez	M	L	Risque esthétique	5	7	**1**	non
6*	M	Nez	C	L	Risque esthétique	2,5	3,5	**2**	non
7	F	Sourcil	SC	L	Risque esthétique	4	8	**3**	oui
8*	F	Péri-oculaire	C	L	Risque fonctionnel visuel	2,5	4,5	**2**	non
9	F	Thorax	M	L	Risque esthétique	5,5	6,5	**3**	non
10*	F	Oreille	M	L	Risque fonctionnel auditif	1	4	**3**	non
11	M	Hémiface	C	S	Risque fonctionnel visuel, risque esthétique	3,5	8,5	**2**	non
12	F	Paupière	M	L	Risque fonctionnel visuel	2,5	9,5	**3**	non
13	F	Hémiface S1-S2	C	S	Risque esthétique	2	10	**3**	oui
14	M	Nez	M	L	Risque fonctionnel nasal et esthétique	3,5	8,5	**2**	non
15	F	Parotide	M	L	Risque esthétique	2,5	9,5	**3**	non
16	M	Hémiface S1	C	S	Risque esthétique	4	8	**3**	oui
17	M	Lèvre	M	L	Risque esthétique	4	8	**2**	non
18	F	Tempe	M	L	Risque esthétique	6	6	**3**	non
19	F	Joue	M	L	Risque fonctionnel visuel	1,5	10,5	**2**	non

20	F	Philtrum	SC	L	Risque esthétique	3	9	3	non
21	M	Parotide	SC	L	Risque esthétique	6	6	3	oui
22	M	Joue	SC	L	Risque fonctionnel visuel	2	10	3	non
23	F	Lèvre	C	L	Complication locale (ulcération)	4	8	3	non
24	F	Nez	SC	L	Risque fonctionnel nasal et esthétique	17	3	2	non
25	F	Paupière	C	L	Risque fonctionnel visuel	4	8	2	non
26	F	Lèvre	C	L	Complication locale (ulcération)	2,5	9,5	2	non
27*	F	Glabelle	C	L	Risque esthétique	9	1,5	1	non
28	F	Membre supérieur	C	L	Complication locale (ulcération)	2,5	9,5	3	non
29	F	Hémiface S2	C	S	Risque fonctionnel visuel	3	9	3	non
30	M	Joue	C	L	Risque esthétique	8	4	2	non
31	F	Parotide	SC	L	Risque esthétique	6	6	2	oui
32	M	Paupière	M	L	Risque fonctionnel visuel	2,5	9,5	2	oui

* patients ayant arrêté le traitement prématurément avant l'âge de 12 mois.

4.3.2.2. Présentation de l'évolution clinique de deux patients sous traitement

Fig 18 (3 photographies ci-dessous à gauche): Patient 3, avant puis après 3 mois et 5 mois de traitement (à l'âge de 6, 9 et 11 mois)

Fig 19 (3 photographies ci-dessous à droite) : Patient 29, avant, après 3 mois et à la fin du traitement (à l'âge de 3,6,12 mois)

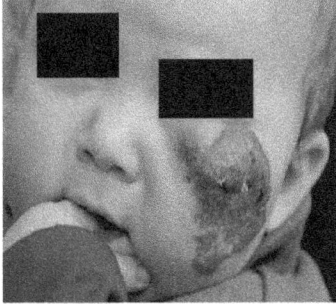

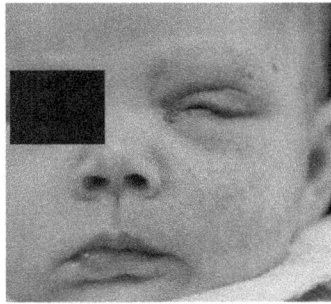

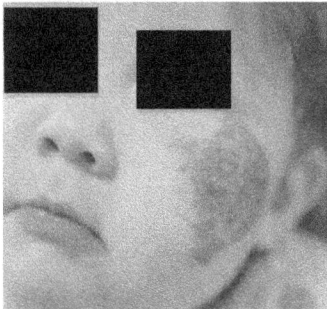

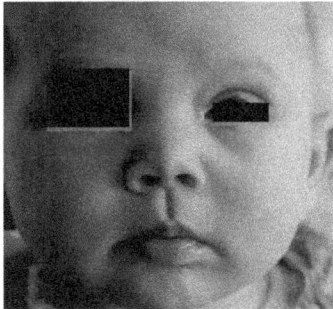

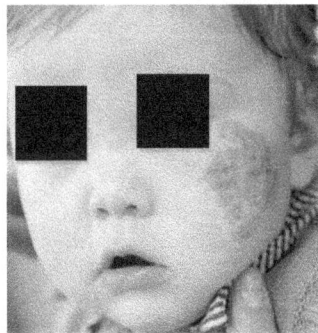

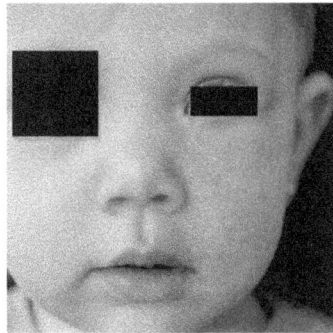

Fig 18

Fig 19

4.3.2.3. Exemples de patients au traitement jugé très efficace

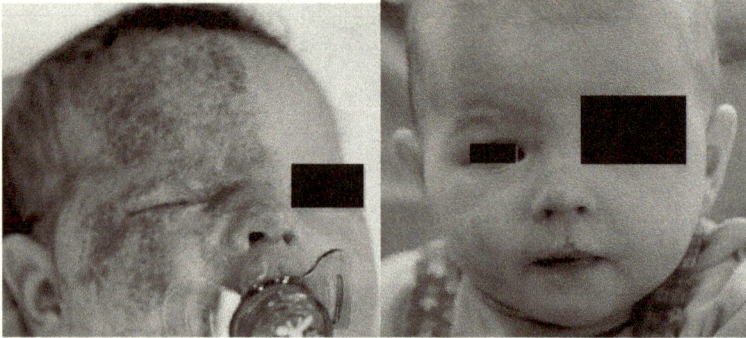

Fig 20: Patient 2 (Syndrome PHACES), avant et après traitement (1, 12 mois)

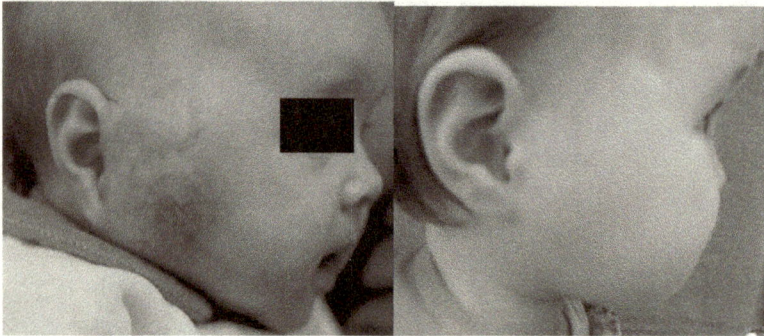

Fig 21: Patient 15, avant et après traitement (2, 12 mois)

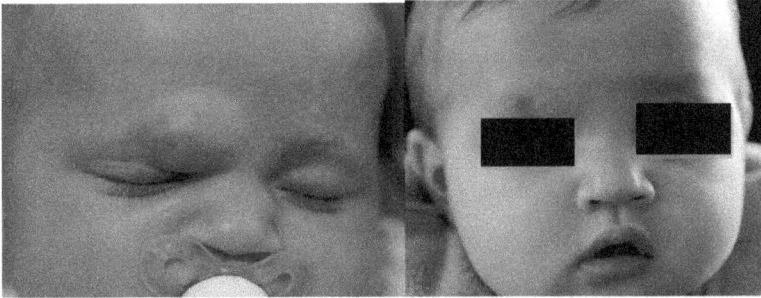

Fig 22: Patient 7, avant et après 3 mois de traitement (4,7 mois)

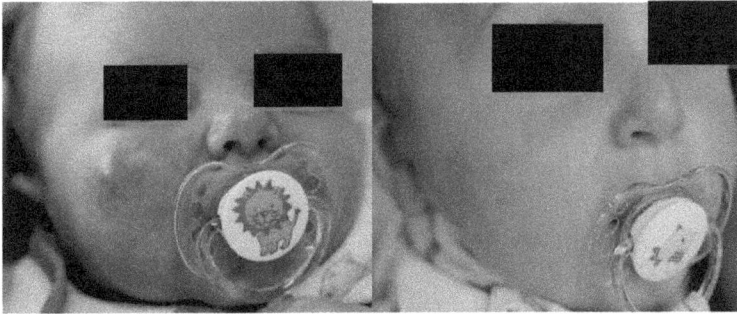

Fig 23: Patient 22, avant et après traitement (2, 12 mois)

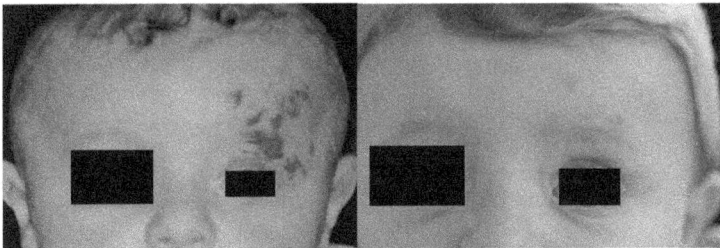

Fig 24: Patient 16, avant et après traitement (4, 12 mois)

4.3.2.4. Exemples de patients au traitement jugé moyennement efficace

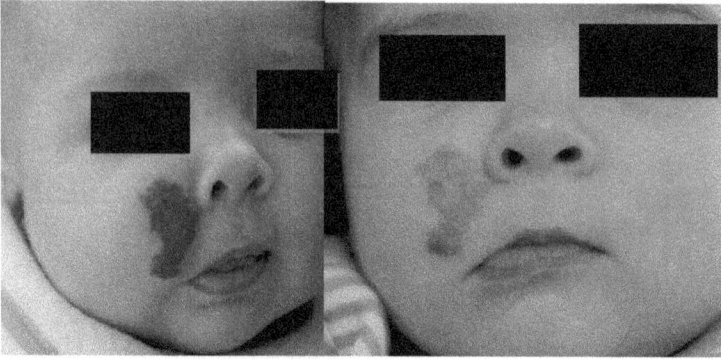

Fig 25 : Patient 1, avant et après traitement (2, 12 mois)

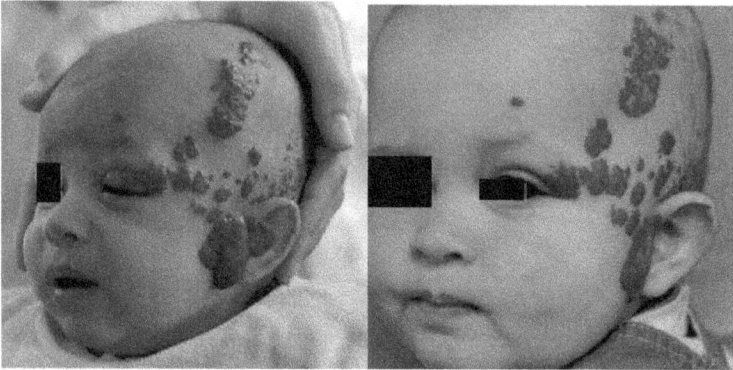

Fig 26 :Patient 11, avant et après traitement (3, 12 mois)

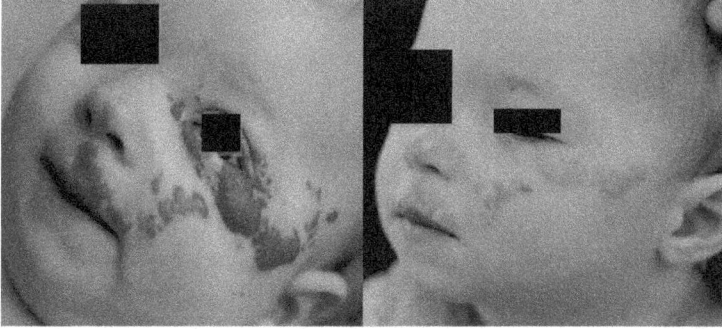

Fig 27 : Patient 4, avant et après traitement (4, 12 mois)

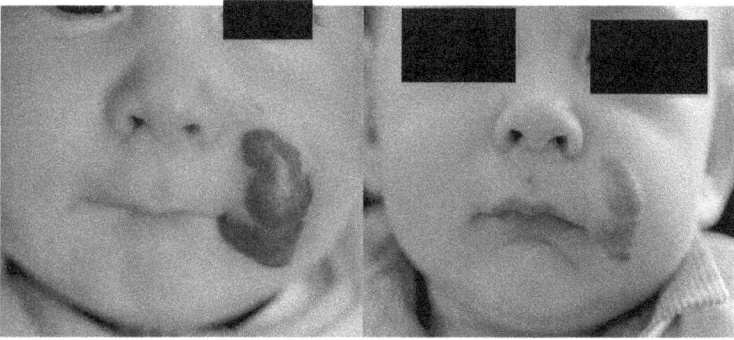

Fig 28: Patient 30, avant et après traitement (8, 12 mois)

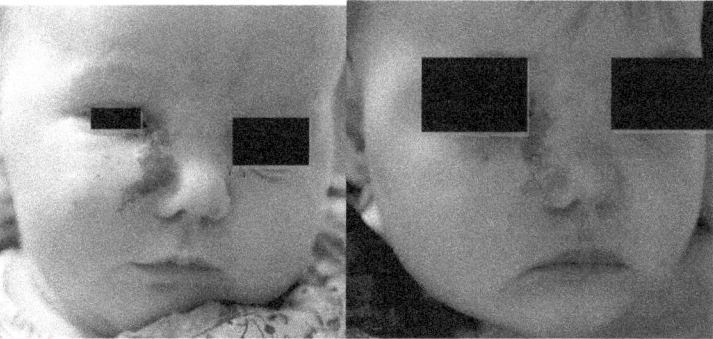

Fig 29: Patient 19, avant et après traitement (1, 12 mois)

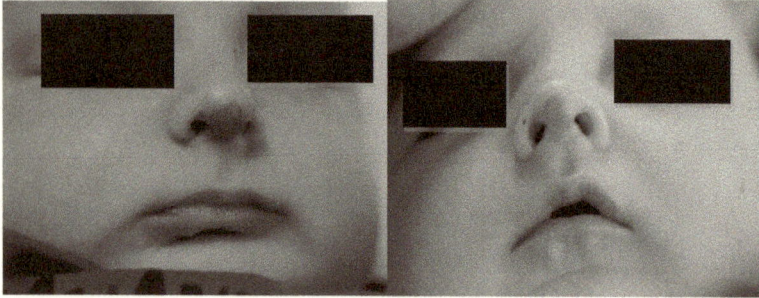

Fig 30: Patient 6, avant et après 2 mois de traitement (2, 4 mois)

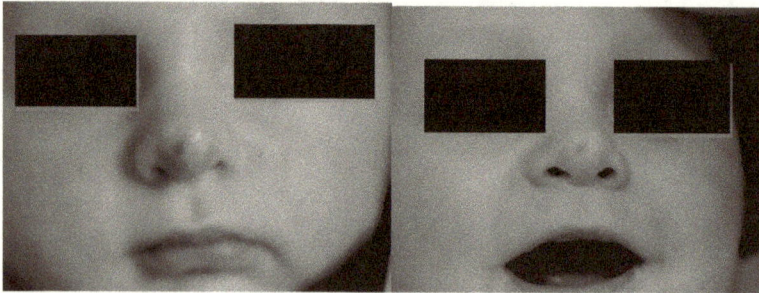

Fig 31: Patient 14, avant et après traitement (3, 12 mois)

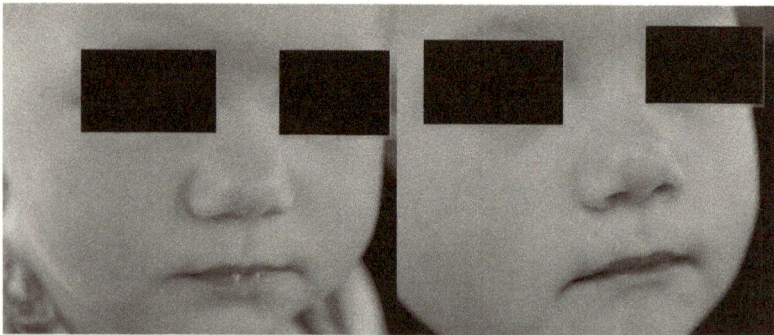

Fig 32: Patient 24, avant et après 3 mois de traitement (17, 20 mois)

4.3.2.5. Exemples de patients au traitement jugé peu efficace

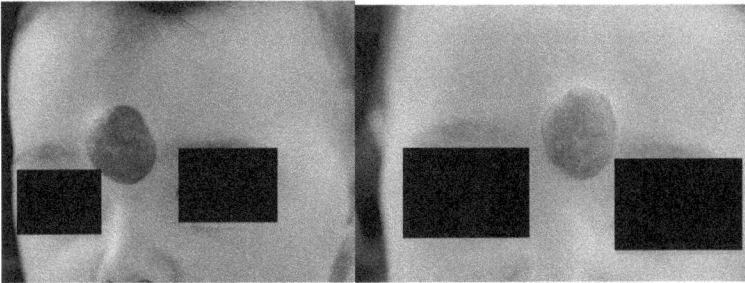

Fig 33: Patient 27, avant et après 1,5 mois de traitement (9, 10,5 mois)

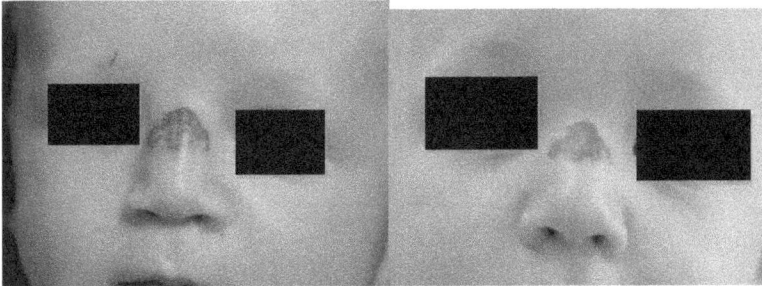

Fig 34: Patient 5, avant et après traitement (5, 12 mois)

4.3.2.6. Deux cas particuliers d'hémangiomes ulcérés

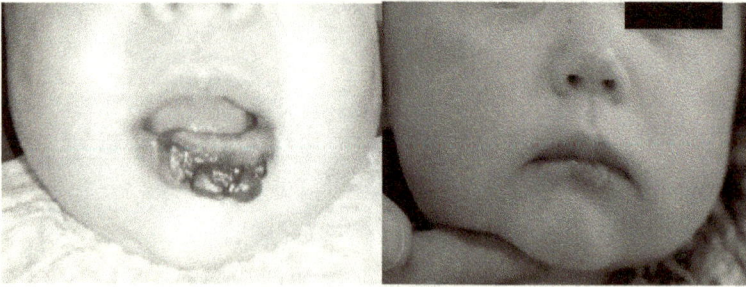

Fig 35: Patient 23, avant et après traitement (4, 12 mois)

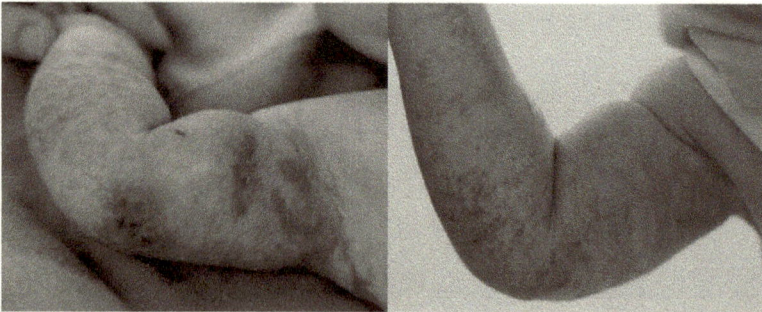

Fig 36: Patient 28, avant et après traitement (2, 12 mois)

4.3.2.7. Résultats de l'analyse statistique :

Nous avons tout d'abord observé que le sexe de l'enfant, la forme, le type d'HI et l'âge de début n'influaient pas significativement sur l'efficacité du traitement. En revanche, une durée de traitement plus prolongée semblait induire une plus grande efficacité (tendance significative, p=0,089). Les patients au traitement jugé peu efficace avaient reçu le propranolol pendant une durée significativement plus courte que les patients au traitement jugé très et moyennement efficace (respectivement p=0.034 et p=0,097, soit dans ce dernier cas une tendance significative, Fig 37).

Puis, nous avons démontré qu'il existait une corrélation significative entre l'efficacité moyenne et, d'une part la durée du traitement et, d'autre-part l'âge de début du traitement (p respectivement =0.015 et 0.018). Ainsi, comme on le voit sur les diagrammes ci-dessous, l'efficacité moyenne augmente avec la durée du traitement et diminue avec l'élévation de l'âge d'initiation du traitement (Fig 38 et 39).

- **Comparaison de la durée de traitement en fonction des groupes d'efficacité (Fig 37) :**

Efficacité du traitement	p
Peu versus moyennement efficace	.097
Peu versus très efficace	.034
Moyennement versus très efficace	.311

- Diagramme (nuage de points) représentant le lien entre la durée du traitement et l'efficacité moyenne (Fig 38)

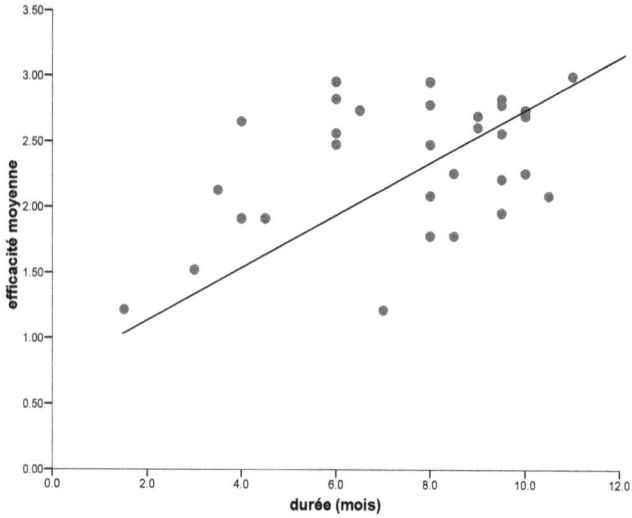

- Diagramme représentant le lien entre l'âge d'instauration du traitement et l'efficacité moyenne (Fig 39)

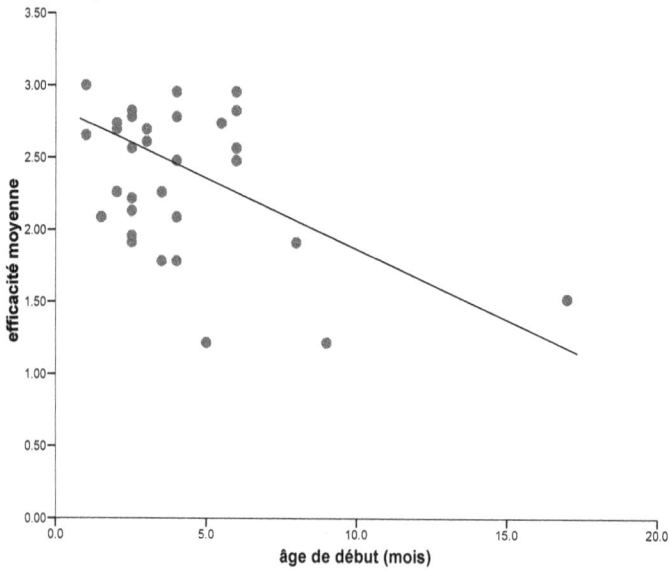

4.3.3. Effets indésirables

Le traitement par propranolol a été relativement bien toléré comparativement aux effets qu'aurait pu engendrer une corticothérapie à forte dose. Les évènements indésirables rencontrés sous traitement se classaient par ordre de fréquence de la façon suivante :

- Evènements pulmonaires chez 9 patients : 6 bronchospasmes (18.75 % des sujets), nécessitant l'arrêt du traitement dans 3 cas. 2 patients ont présenté une bronchiolite sous traitement et un autre, une broncho-pneumopathie. Chez 5 patients sur 9, il existait des antécédents personnels ou familiaux d'asthme ou d'atopie.
- Poussées d'eczéma chez 3 patients (9,37%). Ces 3 patients avaient des antécédents personnels ou familiaux d'asthme ou d'atopie.
- Troubles du sommeil chez 4 patients (12,5 %) évoqués devant des cris ou une agitation nocturne mais également devant une amélioration du sommeil à l'arrêt du traitement
- Malaise : chez 2 patients (6,25%)

      - un survenant dans un contexte de jeûne à un mois et demi du début du traitement, mis sur le compte d'une probable hypoglycémie, mais sans avoir pu l'objectiver formellement.

      - un autre d'allure vagale avec perte de connaissance dans les suites d'une chute avec traumatisme crânien, 2 mois après l'instauration du traitement.

- Fatigue : 2 patients, soit 6,25 %
- Bradycardie : 1 patient avec pouls inférieur à 100/min, nécessitant

une réduction de la posologie du propranolol, 4 mois après le début du traitement. (Patient 30)

- Extrémités froides chez 1 patient, soit 3,1% des cas

- Troubles digestifs à type de selles molles dès le début du traitement, chez un patient soit 3,1% des cas

Un ou des effets indésirables sont donc survenus chez 59.4% des patients. Certains effets secondaires ont débuté dès la mise en route du traitement et se sont poursuivis pendant toute sa durée, tels que la fatigue, les troubles du sommeil, et du transit ainsi que la froideur des extrémités. Les évènements pulmonaires se sont produits entre 3 semaines et 10 mois après l'instauration du traitement. Les poussées d'eczéma sont survenues également de manière variable au cours du traitement, entre 1 mois et demi et 11 mois après le début du propranolol.

4.3.4. Evolution à l'arrêt

Au cours des 6 mois de suivi après l'arrêt du médicament, l'HI restait stable ou continuait à décroître progressivement dans douze cas sur 32, soit 37,5% des patients (9 enfants ayant stoppé le traitement à 12 mois, et les patients 8, 10 et 27 ayant arrêté le propranalol respectivement à 7, 5 et 10,5 mois). Chez 5 patients (N°3, 11, 12, 15, 17), on notait une discrète reprise en volume après l'arrêt du B-bloquant (survenant minimum 48 heures après, maximum 6 mois après l'arrêt) ; chez 4 patients (N°4, 5, 6, 23) une ré-augmentation de l'érythème lésionnel était constatée un mois à huit mois plus tard. Dans 2 cas (N°19, 28), la rougeur et le volume ont repris de manière conjointe (48 heures à 2 semaines après l'arrêt). Mais, ces transformations minimes constatées après l'arrêt du B-bloquant, n'ont pas nécessité la réintroduction du traitement et se sont spontanément amendées grâce au phénomène de régression de l'HI.

Par contre, 8 patients ont présenté une rechute lésionnelle nécessitant la reprise du traitement (soit 25% des sujets si on considère le total des 32 patients, ou 29,6% si l'on s'intéresse aux patients ayant interrompus leur traitement à l'âge de 12 mois) . Ce groupe de 8 patients était constitué par 2 HI mixtes, 3 HI sous-cutanés et 3 HI cutanés. Ces trois derniers étaient tous de type segmentaire, et l'un d'eux entrait dans le cadre du syndrome PHACES. Nous remarquons que 50% des patients souffrant d'HI sous-cutanés et 50% des HI cutanés segmentaires (en comptant le syndrome PHACES) ont nécessité une reprise du traitement après 12 mois, contre 0% des HI cutanés localisés et 14% des HI mixtes. Les 8 patients ayant fait une rechute sévère avaient été traités pendant des périodes variant de 6 à 11 mois (moyenne de 8,7 mois +/- 1,9 mois), mais tous jusqu'à l'âge de 12 mois. Ces rechutes sont survenues entre quelques jours après l'arrêt à 2 mois après. Le traitement était alors de nouveau efficace dans tous les cas. Après une deuxième cure de propranolol, 2 patients présentèrent une nouvelle rechute, qui nécessita une troisième introduction du médicament (Patiente N°1 et 31). Puis, l'un d'entre eux (patient N°1) reçut également une quatrième cure de propranolol en raison d'une récidive lésionnelle après la troisième interruption de traitement. Une intervention chirurgicale fut finalement décidée lorsque la lésion reprit en volume et en couleur après le quatrième arrêt thérapeutique (durée totale de traitement de 19 mois). Le traitement n'a été pour aucun patient poursuivi après l'âge de 2 ans, du fait de l'absence d'AMM dans cette indication et de l'absence de données sur le devenir à plus long terme des patients ainsi traités. Trois autres patients ont dû bénéficier d'une prise charge chirurgicale après une cure de B-bloquant, 2 HI de la pointe du nez ayant partiellement répondu au traitement et un HI cutané de la glabelle ne répondant pas au propranolol.

4.3.4.1. Résultats de l'analyse statistique :

Ni le sexe de l'enfant, ni l'âge de début, ni la durée du traitement n'influaient significativement sur la survenue d'une rechute. Par ailleurs, même si nous avons constaté que 50% des HI sous-cutanés rechutaient après l'arrêt du médicament, contre 21,4% des HI cutanés et 16,7% des HI mixtes, la forme de l'hémangiome n'était pas significativement associée à un risque de rechute plus élevé (p=0,424) (Fig 40). De plus, en ajoutant l'hémangiome segmentaire inclus dans le syndrome PHACES, aux autres HI segmentaires, nous avons constaté que ceux-ci rechutaient dans 50% des cas. Les formes localisées n'ont, par contre, nécessité la reprise du traitement que dans 19,2% des cas. Cependant, là encore, nous n'avons pu démontrer de corrélation significative (p=0,687) entre la forme de l'HI et la rechute, par le test de Khi-deux (Fig 42).

Etude du lien entre la forme d'hémangiome et la survenue d'une rechute nécessitant la réintroduction du traitement (Fig 40)

Forme d'hémangiome	effectif	rechute	% de rechute
Cutanée	14	3	21,4
Sous-cutanée	6	3	50
Mixte	12	2	16,7
Total	32	8	25

Etude du lien entre le type de l'hémangiome et la survenue d'une rechute nécessitant la réintroduction du traitement (Fig 41) :

Type d'hémangiome	effectif	rechute	% de rechute
Localisé	26	5	19,2
Segmentaire	5	2	40
Syndromique	1	1	100
Total	32	8	25

4.4. Discussion

4.4.1. Séries et résultats

Depuis la découverte de l'efficacité des B-bloquants dans le traitement des HI par Léauté-Labrèze et al[2], plusieurs séries et case-reports sont venus confirmer ces excellents résultats[47,82-86]. Les B-bloquants semblent avoir la capacité d'induire une régression plus précoce des HI[47,83,86]. Une revue récente des case-reports conclue à un arrêt rapide de la croissance lésionnelle sous propranolol et à une régression de l'hémangiome dans tous les cas[87]. Dans une série de 31 patients, un arrêt de la croissance de l'HI était notée après 48 heures de traitement chez 74% des patients et chez 97% des patients après 2 semaines[84]. Un changement dans la coloration était également remarqué dès les 24 premières heures sous B-bloquant. Sans et al[47] traitèrent 30 malades par propranolol à la dose de 2 à 3 mg/kg/jr et notèrent également des effets immédiats sur la couleur et la taille de la lésion. L'amélioration était également remarquable dans les 48 premières heures après l'introduction du traitement. dans les formes graves avec régression des symptômes à type de dyspnée ou de troubles hémodynamiques, induits par l'HI. Une ouverture oculaire était possible dès la première semaine sous B-bloquant chez les 5 patients présentant une occlusion palpébrale en rapport avec l'hémangiome. L'évaluation de la réponse clinique au traitement entrepris était basée sur le jugement personnel des médecins soignants et dans 34% des cas, elle était complétée par une évaluation échographique. Laforgia et al[88] et Manunza et al[89] rapportèrent également une excellente réponse (propranolol à 2 mg/kg/jr) pour 23 et 30 patients respectivement. Ceux-ci ne précisaient pas leurs critères d'évaluation. Qin et al traitèrent 58 enfants avec 1 à 1,5 mg/kg/jr de propranolol[90].La réponse au traitement était évaluée grâce à une échelle en quatre points par les médecins soignants. Elle était excellente dans 17,2% des cas, bonne dans 60,4 % des cas, modérée dans 20,7% des cas et minime dans 1,7% des cas. En 2009 également, Buckmiller et al[83] évaluèrent 32 patients traités par propranolol à 2 mg/kg/jr, cliniquement et grâce à des photographies lues par des médecins extérieurs à l'étude. 50% des patients étaient d'excellents répondeurs et n'avaient alors pas besoin de traitement complémentaire. 47% des cas étaient identifiés comme étant des répondeurs partiels car ils nécessitaient un traitement adjuvant, 3% étaient des non-répondeurs et la croissance lésionnelle n'était pas stoppée par le propranolol.

Ces excellents résultats se vérifient dans notre série, puisque dans 50% et 43,75% respectivement, le traitement a été jugé moyennement à très efficace, et dans seulement, 6,25% des cas, il paraissait peu efficace. Les parents étaient satisfaits du traitement dans 90,6% des cas et rapportaient une amélioration rapide dès les premiers jours de traitement. Comme l'avaient déjà observé Qin et al puis Schielstl et al[73,90], nous avons remarqué une différence d'évolution entre les HI cutanés et sous-cutanés purs. En effet, les HI superficiels semblent atteindre un plateau après 7-8 mois de traitement, et persistent parfois à l'état de télangiectasies résiduelles, alors que les HI profonds se résolvent le plus souvent complètement. C'est la raison pour laquelle, de récents travaux soulignent l'intérêt d'un traitement concomitant par Laser Colorant Pulsé pour traiter la partie cutanée, principalement dans les HI segmentaires défigurants[E].

Malgré les nombreuses publications sur le sujet, il n'existe actuellement pas de consensus sur le traitement optimal des HI par B-Bloquant. Comme nous le verrons en premier lieu des questions restent en suspens concernant le type de B-bloquant la posologie et la durée du traitement. Nous développerons également les effets secondaires potentiels des B-bloquants et le risque de rechute après leur arrêt. Nous nous intéresserons à la place restante de la corticothérapie générale, traitement de référence et à la prise en charge chirurgicale parfois nécessaire malgré ces traitements systémiques.

4.4.2. Type de B-bloquant

Nous avons choisi d'utiliser le propranolol dans notre étude car il s'agit du médicament dont l'efficacité a été rapportée initialement dans le traitement des HI et qui a été utilisé dans un plus grand nombre d'études avec une bonne tolérance et toujours une excellente efficacité[2,47,70,71,73,74,81-90]. Le propranolol fait par ailleurs l'objet d'une étude proposée par le laboratoire

Pierre Fabre dans la perspective d'une commercialisation dans cette indication[F].

D'autres B-bloquants ont également été utilisés mais dans un nombre de cas plus limité. En premier lieu, l'acébutolol qui s'utilise en deux prises par jour, sous une forme pédiatrique buvable, semble avoir, comme le propranolol, peu d'effets secondaires[3]. La découverte de son efficacité par l'équipe de Montpellier est contemporaine de celle de Bordeaux, mais la publication est plus tardive[3]. Ce B-bloquant provoquerait significativement moins d'effets indésirables sur le plan cardiaque, de par son activité sympatho-mimétique intrinsèque, qui diminue le risque de bradycardie. De plus, par son caractère cardio-sélectif, il diminuerait le risque de bronchoconstriction et d'hypoglycémie. Cependant, aucune étude ne compare ces 2 B-bloquants dans le traitement des hémangiomes. En revanche, en 1985 et 1986, des auteurs avaient comparé les effets secondaires de ces 2 traitements chez l'adulte. Les résultats montraient un léger avantage en faveur de l'acébutolol[92,93].

De très récents essais ont été réalisés avec le nadolol. Ainsi, une étude a récemment montré une supériorité du nadolol versus propranolol dans le traitement d'HI, mais ce travail comparait deux groupes de petite taille (9 et 10 patients respectivement dans le groupe propranolol et nadolol), et le groupe propranolol était constitué rétrospectivement[B]. Le nadolol se révèlerait aussi très efficace et pourrait être prescrit en une prise par jour du fait de sa demi-vie. Cependant, les cardiologues l'utilisent peu chez le nourrisson et le réservent aux arythmies graves. En effet, il s'agit d'un B-bloquant plus puissant et sa demi-vie longue induirait un plus grand risque d'effets secondaires notamment pulmonaires ou glycémique.

L'aténolol est une autre alternative[64]. Le nadolol et l'aténolol possèdent tous les deux un caractère hydrophile qui ne leur permet de passer que faiblement la barrière hémato-encéphalique. Ils provoquent ainsi moins d'effets secondaires sur le système nerveux central (cauchemars), par rapport aux molécules lipophiles telles que le propranolol ou l'acébutolol.

Néanmoins, l'aténolol n'a pas eu l'effet spectaculaire initial escompté sur les deux cas rapportés par Raphaël et al, comme cela avait été décrit sous propranolol. Ces patients semblaient répondre plus lentement au traitement. L'une des hypothèses émises pour expliquer ces constations était la cardio-sélectivité du médicament, soit une action B2-inhibitrice plus limitée[64].

De nombreux autres B-bloquants existent, et des études supplémentaires randomisées chez l'enfant comparant ces différents traitements s'avèrent nécessaires pour avancer dans le choix thérapeutique. Les B-bloquants à demi-vie prolongée apparaissent plus intéressants pour leur nombre de prises journalières moindre et les B-bloquants cardio-sélectifs seraient moins à risque d'effets secondaires, notamment pulmonaires. Ceux-ci ont d'ailleurs été utilisés, en seconde intention, efficacement dans la prise en charge d'HI chez des enfants souffrant d'asthme sous propranolol[64,94].

Concernant la voie d'administration, l'utilisation de topique a également été évaluée. Une étude rétrospective multicentrique parue en 2012, a montré que le timolol 0,5% gel était plus efficace que le timolol 0,1% gel, que la réponse thérapeutique était meilleure sur des HI superficiels et lorsque le traitement était effectué pendant plus de 3 mois. Un patient, sur les 73 de l'étude, a présenté un effet secondaire à type de troubles du sommeil[95]. Une autre étude a montré également une plus grande efficacité du timolol sur les lésions prolifératives que sur les lésions plus tardives[G]. Une petite série de 11 patients traités par timolol 0.5% gel, pour des HI en croissance mesurant plus de 8 mm, a été plus récemment rapportée par l'équipe du Dr Léauté-Labrèze. Comparativement aux cas d'HI précédemment traités par B-bloquant topique, l'efficacité semblait meilleure (régression lésionnelle supérieure à 80% dans 63,6% des cas), probablement en lien avec le maintien sous occlusion du timolol, qui permettait une meilleure absorption du produit[96]. Certains auteurs soulignent l'efficacité et la sécurité d'un traitement local par B-bloquant pour les HI localisés cutanés ou mixtes[H]. Cependant, l'utilisation de topiques n'est pas dénuée de risques. Dans la littérature pédiatrique, il existe des cas rapportés de bradycardie et bronchospasme survenus après instillation de B-bloquant en collyre[97]. De plus, une récente étude s'est intéressée au passage systémique des B-bloquants appliqués sur un hémangiome, en analysant les urines des patients. Une absorption systémique était retrouvée dans 83% des cas[I]. Celle-ci est très probablement fluctuante en raison de la dose journalière administrée qui varie vraisemblablement d'une application à l'autre. Ceci souligne l'importance de préserver les mêmes mesures de sécurité que pour un traitement B-bloquant pris par voie orale.

4.4.3. Dose de B-bloquant

Comme pour de nombreuses thérapeutiques adaptées pour un usage infantile, il n'existe pas de données pharmaceutiques concernant les B-bloquants chez l'enfant, ni études contrôlées prospectives décrivant le dosage optimal et la surveillance exacte nécessaire. Les doses utilisées pour le traitement des hémangiomes fluctuent entre 1 et 3,5 mg/kg/jr entre les différentes études mais également au sein même d'une publication. Certains auteurs ont suggéré que l'utilisation d'une dose maximale de 3 mg/kg/jr serait associée à une meilleure réponse au traitement[87].

Nous avons, comme dans l'étude d'Holmes et al, utilisé une dose de propranolol de 3 mg/kg/jr répartie en 3 prises quotidiennes. L'âge moyen de début du traitement était dans leur étude de 3,9 mois et la durée moyenne de traitement était de 12,5 semaines (minimum 1 semaine, maximum 58 semaines). Une régression lésionnelle, correspondant à une diminution de 25% du diamètre initial ou à une ré-épithélialisation d'une ulcération, était constatée dans 55% des cas en 2 semaines et dans 87% en 10 semaines. 13% de leurs patients ne présentaient pas d'amélioration ou étaient stables sous traitement[84]. Dans notre étude, l'évaluation de l'efficacité du traitement a été faite à l'arrêt du médicament, à l'âge de 12 mois dans la majorité des cas et la durée moyenne de traitement était plus prolongée (7,5 mois). Les résultats obtenus par Holmes et al peuvent difficilement être comparés aux nôtres en raison de la différence d'évaluation de la réponse au traitement.

Dans certains case-reports, des doses inférieures, soit 1 à 2 mg/kg/jr, ont permis d'obtenir de bons résultats[73,81,98]. Dans la plus large série de Qin et al, réalisée sur 58 enfants avec des doses de propranolol de 1 à 1,5 mg/kg/jr, est observé un taux de réponse « bon à excellent » dans 67% des cas[90]. Plus récemment, une large étude prospective incluant 215 patients traités par propranolol à la dose de 2 mg/kg/jr en deux prises, rapporte un résultat excellent chez 22,6% des patients (involution lésionnelle supérieure à 90%), et un résultat bon dans 79,2% des cas[J].

Concernant notre étude, le schéma thérapeutique est original par rapport aux autres études réalisées, de par la dose de 3 mg/kg/jr identique pour chaque patient associée à un âge d'arrêt fixé pour tous à un an. Une comparaison entre les études précédemment parues et la nôtre s'avère difficile, du fait d'une variation dans la posologie du B-bloquant mais également par l'interprétation différente des résultats. Il n'existe en effet pas de critères d'évaluation standardisés pour juger de l'efficacité du traitement. Par conséquent, la subjectivité de l'évaluation de la réponse clinique est également un facteur limitant pour la comparaison des résultats des différentes études et la nôtre. Des études supplémentaires s'avèrent nécessaires pour juger de la posologie optimale journalière et de la dose maximale à utiliser. Les résultats d'une étude multicentrique (Hemangiol study), impliquant 65 centres dans le monde, seront publiés prochainement. Dans cette étude, les patients ont été randomisés en 5 bras : placebo, propranolol 1 mg/kg/jr pendant 3 mois, 1 mg/kg/jr pendant 6 mois, 3 mg/kg/jr pendant 3 mois et dans le dernier bras cette même dose pendant 6 mois. Ces résultats permettront d'apporter des informations sur l'efficacité du propranolol versus placebo et des renseignements sur la dose et la durée du traitement[F].

Dans plusieurs études publiées, les doses initiales de B-bloquant étaient augmentées progressivement[73,74,81]. Mais aucun travail ne prouve l'intérêt de cette prescription. Ceci ne nous semble pas obligatoire au vu des résultats de notre étude, puisqu'en effet le traitement a été bien toléré à l'initiation d'une dose de 3 mg/kg/jr chez tous nos patients. Cette bonne tolérance était évaluée grâce à la surveillance de 24 heures en milieu hospitalier lors de l'introduction du médicament (examen clinique complet, surveillance cardiovasculaire et glycémique notamment). Nos patients n'ont pas présenté d'évènements secondaires à type de bradycardie, hypotension, bronchospasme ou hypoglycémie au cours de l'hospitalisation initiale. Dans l'étude d'Holmes et al, le traitement était initié à 0,5 mg/kg puis dès la seconde prise, l'enfant recevait 1 mg/kg en cas de bonne tolérance et poursuivait ainsi le traitement à 1 mg/kg trois fois par jour. Ils ne décrivaient pas non plus d'évènements indésirables à l'introduction du B-bloquant et leur taux d'effets secondaires au cours du traitement était faible, de l'ordre de 13%[84]. Une publication rapporte un effet secondaire majeur survenant au début du traitement (dose de 1 mg/kg/jr de propranolol, augmentée dès J2 du traitement à 2 mg/kg/jour)et nécessitant une intervention médicale. Il s'agissait d'une hyperkaliémie à 6,5 mmol/l survenue après 72 heures de traitement chez une patiente souffrant d'un HI étendu thoracique ulcéré, dans un contexte de sepsis à staphylocoques[79]. Cet effet indésirable était attribué à un phénomène de lyse tumorale. Des cas d'hypoglycémies ont aussi été décrits sous propranolol, mais ceux-ci ne seraient pas dose-dépendants. Ils surviendraient préférentiellement chez des patients nouveau-nés, malades, avec des difficultés d'alimentation[78,99]. L'introduction du propranolol peut également parfois provoquer des effets cardiovasculaires mais aucune publication ne rapporte de cas où le traitement a dû être interrompu en raison d'un tel évènement. Des épisodes de bradycardie ou d'hypotension artérielle, asymptomatiques, ont été rapportés à l'initiation du traitement. Ils ont dans certains cas nécessité la diminution temporaire de la dose de propranolol[73].

Dans notre étude, une dose initiale plus faible de 2 mg/kg/jour a été utilisée chez la patiente souffrant d'un syndrome PHACES puis a été augmentée à 3 mg/kg/jour après 15 jours de traitement du fait d'une bonne tolérance clinique. Dans ces cas syndromiques, associés à la présence de malformations vasculaires intracrâniennes ou des troncs supra-aortiques, il existerait un risque d'accident vasculaire ischémique, à l'instauration du B-bloquant[89]. C'est pourquoi l'imagerie cérébrale est aussi très importante pour toute suspicion de syndrome PHACES avant d'initier un traitement par B-bloquants[62].

Des études complémentaires sont encore nécessaires pour déterminer également la posologie optimale, ainsi que le nombre de prises par jour. En effet, le traitement en 3 prises par jour est contraignant pour les parents et peut parfois être une cause de mauvaise observance voire même d'arrêt du traitement, comme ce fut le cas pour un patient chez qui le traitement a été interrompu au bout d'une semaine. Le propranolol s'utilise en deux ou trois (voire quatre) prises par jour en fonction des équipes. Nous avons préféré la prescription en 3 prises par jour, du fait de sa courte demi-vie. Il existe désormais un sirop, plus facile d'utilisation, que la reconstitution de la dose à partir de gélules, source possible d'erreur par le pharmacien.

4.4.4. Age d'instauration et durée du traitement

Après la découverte de la formidable efficacité des B-bloquants, il a été recommandé d'instaurer le traitement le plus tôt possible pendant la phase proliférative de l'hémangiome, afin de diminuer les séquelles inesthétiques[81]. Ce début thérapeutique précoce apparaît par ailleurs logique dans les cas graves d'HI avec retentissement fonctionnel ou vital.

Au cours de notre étude, nous avons instauré le traitement le plus précocement possible après la consultation initiale en dermatologie et décidé de poursuivre le traitement jusqu'à l'âge d'un an, pour couvrir la période de prolifération de l'HI et le début de l'involution. Plusieurs auteurs ont en effet recommandé une administration prolongée du propranolol jusqu'à l'âge de 12 mois ou jusqu'à complète involution de l'HI[47,89,100]. Nous avons montré qu'une durée prolongée de traitement, en lien avec l'âge précoce d'initiation du propranolol est associée à une meilleure efficacité. A notre connaissance, ceci n'avait pas été démontré auparavant. Cependant, ces résultats sont à nuancer car ils sont significatifs entre le groupe "patients au traitement très efficace" versus "patients au traitement peu efficace" ($p=0,034$) et à tendance significative entre le groupe "patients au traitement moyennement efficace" versus "patients au traitement peu efficace" ($p=0,097$). Or, ce dernier groupe n'est constitué que de deux patients. Nos résultats démontrent que les malades traités plus longtemps se trouvent dans le groupe très efficace ou moyennement efficace, qui sont les groupes majoritaires dans notre étude. Ils confirment les données de la littérature et issues de l'expérience des prescripteurs, à savoir que les B-bloquants doivent être proposés avec une durée de traitement supérieure à celle de la corticothérapie générale (rarement prolongée au delà de 6 à 8 mois)[88].

Concernant l'âge d'arrêt et la durée du traitement, Denoyelle et al avaient suggéré en 2009 que le traitement pouvait être interrompu dès l'âge de régression spontanée de l'HI[82]. C'est vers 7 à 8 mois, voire un peu plus tardivement pour les HI sous-cutanés, que la phase de prolifération prend fin[6]. L'âge à l'arrêt du traitement apparaît désormais comme un facteur de risque de rechute. En effet, dans l'étude d'Holmes et al, le taux de rechute à l'arrêt était de 24% et les patients ayant présenté un rebond avaient de manière significative arrêté leur traitement à un âge plus jeune par rapport à ceux qui n'avaient pas présenté de rechute[84] (5,1 mois versus 7,2 mois, p=0,047). De plus, on remarque, dans le travail de Schiestl et al, un taux de rechute plus faible que dans notre étude. Deux de leurs patients, sur les 14 ayant été suivis après l'arrêt du traitement, ont présenté une récidive lésionnelle nécessitant la réintroduction du médicament (soit 14% des sujets). Hors, dans cette étude, les 14 patients avaient reçu un traitement prolongé (durée moyenne de 10,5 (7,5-16) mois) et l'arrêt du médicament était plus tardif (âge moyen 14,3 (11,4-22) mois) que chez nos patients. ce qui pourrait être une explication au moindre taux de rechute constaté au cours de leur suivi[73].

Par ailleurs, même si un début de traitement précoce est associée à une meilleure efficacité dans notre étude, on sait désormais également que l'efficacité des B-bloquants se prolonge après la phase proliférative de l'HI. Ainsi, dans une récente étude rétrospective multicentrique publiée par

Zvulonov et al, était constatée une diminution significative des hémangiomes traités en phase post-proliférative[101]. Le propranolol permettait chez des enfants âgés de 28+/-20 mois une amélioration sur le plan esthétique mais également une réduction lésionnelle en vue d'une chirurgie plus conservatrice. Dans notre étude, un HI cutané a été traité à la fin de la phase proliférative (9 mois) et un second a distance de cette phase, soit à l'âge de 17 mois. Dans le premier cas, le traitement a été jugé peu efficace mais dans le second il s'est révélé moyennement efficace et a sans doute permis, par la suite, un acte chirurgical plus limité. De plus, au cours de notre travail, nous observons sur le diagramme-figure 39 une efficacité qui semble se réduire progressivement avec l'augmentation de l'âge du début du traitement sans toutefois s'annuler avant l'âge de 24 mois. La question de la durée du traitement se pose également dans les cas d'hémangiomes traités en phase post-proliférative. Certains auteurs suggèrent de le poursuivre empiriquement jusqu'à constater une stagnation de l'HI après une phase d'amélioration jugée maximale[47].

En outre, il est nécessaire de préciser que certains patients sont encore adressés tardivement aux dermatologues et le retard de prise en charge occasionné peut parfois être délétère pour l'enfant. C'est pourquoi, l'information auprès des médecins gynécologues, pédiatres et généralistes sur l'existence de cette possibilité thérapeutique est importante. L'information des professionnels de santé est aussi importante pour faire disparaître le dogme de l'abstention thérapeutique. En effet, dans certains cas d'hémangiomes étendus, un traitement par B-bloquant permettrait de réduire considérablement les séquelles inesthétiques, alors qu'en l'absence d'information sur ce traitement, aurait été préconisé une simple surveillance clinique afin d'éviter le recours à une corticothérapie à fortes doses.

4.4.5. Effets secondaires

Le propranolol, disponible depuis 1964, est utilisé depuis de nombreuses années en cardiologie pédiatrique jusqu'à des doses de 8 mg/kg/jr, avec dans la plupart des cas une tolérance excellente[102]. L'utilisation de doses plus faibles dans le traitement des HI, est donc source de peu d'effets secondaires. Cependant, ils ne sont pas négligeables, et doivent être signalés aux parents de l'enfant avant la mise sous traitement, d'autant plus qu'il s'agit d'une pathologie bénigne dans la majorité des cas.

Dans notre étude, la survenue de poussées d'eczéma sous traitement dans 9,37 % des cas nous a surpris, puisque ceci n'avait pas été décrit auparavant. Ces eczémas sont survenus chez des patients aux antécédents d'atopie familiale ou personnelle. Ils n'ont pas nécessité l'arrêt du traitement et étaient résolutifs sous dermocorticoïde et émollient. Deux des trois patients concernés n'ont pas présenté de nouvelles lésions d'eczéma après l'arrêt du traitement. La survenue d'eczéma de contact sous B-bloquant topique est bien connue mais sous traitement per os dans le cadre de la prise en charge d'HI, seuls de rares cas de rash sont signalés dans la littérature[81,83,103,104]. Les effets cutanés engendrés par la prise de B-bloquant dans d'autres indications avaient fait l'objet précédemment de diverses publications. Déjà en 1985, Richards rapportait les différents effets indésirables cutanés liés à ces traitements, et notamment des éruptions eczématiformes. La pathogénie de ces effets secondaires n'était pas connue[105]. La survenue de poussées d'eczéma au cours de notre étude, est probablement un évènement fortuit étant donné leur fréquence dans la population générale. Pourtant, de façon surprenante, dans 2 cas sur 3 les lésions d'eczéma n'ont pas récidivé après l'arrêt du traitement.

Les autres effets secondaires rencontrés dans notre étude étaient mieux connus : bronchospasmes, fatigue, bradycardie, extrémités froides, troubles digestifs et cauchemars. Un malaise est survenu dans un contexte de jeûne, et a été mis sur le compte d'une possible hypoglycémie, en l'absence d'autre étiologie retrouvée. Un autre malaise d'allure vagale, mais compliqué d'une perte de connaissance brève est survenu dans un contexte de traumatisme crânien. Ceci pouvant probablement s'expliquer par la capacité des B-bloquants à interférer avec les mécanismes physiologiques d'adaptation à l'hypotension.

Dans notre étude, aucun effet indésirable menaçant le pronostic vital n'a été rencontré. Cependant, dans 9,37% des cas le traitement a dû être arrêté prématurément en raison d'un épisode de bronchospasme. Dans les précédentes publications, le taux d'évènements indésirables variait de façon importante mais ceux-ci étaient, dans toutes les séries, considérés comme mineurs, comparativement aux effets induits par la corticothérapie[47,82-86]. 59,4 % de nos patients ont présenté un évènement indésirable sous propranolol, comparativement à 13% des patients dans l'étude d'Holmes et al[84], 55% et 68 % des cas respectivement dans l'étude d'Herman et al (20 enfants traités par 2-2,5 mg/kg/jr de propranolol) et d'Hogeling et al (19 enfants traités par 2 mg/kg/jr)[74,81]. Ceci nous laisse penser que les effets secondaires sous traitement ne semblent pas varier nettement entre des posologie de 2 à 3 mg/kg/jr. Les effets secondaires, au cours de notre étude, étaient soit constants durant le traitement (troubles du sommeil, digestifs, fatigue, extrémités froides), soit rencontrés de manière aiguë (malaise, évènements pulmonaires, bradycardie, poussée d'eczéma). Ces derniers effets secondaires ne survenaient pas plus particulièrement à un moment précis du traitement mais étaient notés dans des délais extrêmement variables après l'instauration du propranolol. Ceci nous rappelle qu'un suivi régulier tout au long du traitement est indispensable et que l'information des parents sur ces différents évènements reste primordiale. De plus, à l'instauration du traitement, il nous paraît important de rechercher notamment des antécédents d'atopie familiale, et de rester particulièrement vigilant chez ces patients, en raison du risque de bronchospasme. Cependant, un antécédent personnel de bronchite asthmatiforme ne doit pas contre-indiquer l'instauration de ce traitement chez un enfant.

Nous pensons par ailleurs que l'instauration du traitement par propranolol peut se faire au cours d'une courte hospitalisation de jour, après réalisation du bilan pré-thérapeutique, comme le stipule également le protocole d'ATU du propranolol[68]. Les pratiques des différentes équipes dans le monde sont très variées sur ce sujet allant de 4 à 48 heures d'hospitalisation. La surveillance initiale dans les premières heures suivant l'instauration du traitement va permettre de dépister une mauvaise tolérance cardio-tensionnelle ou glycémique, mais par la suite les effets secondaires surviennent dans des délais variables de quelques semaines à plusieurs mois. Une hospitalisation longue de 24 à 48 heures n'est donc probablement pas adaptée, surtout dans ce contexte actuel de limitation des dépenses de santé publique. D'autant plus, qu'une récente étude s'est intéressée aux paramètres cardiovasculaires (tension artérielle et pouls) et glycémique chez 50 enfants à l'initiation d'un traitement par propranolol pour un HI et a montré que des déviations tensionnelles et du rythme cardiaque étaient possibles mais survenaient de manière asymptomatique, et aucune intervention médicale n'était requise. Les hypoglycémies étaient rares à l'introduction du traitement[K]. Ces données remettent en question l'intérêt d'une hospitalisation pour l'introduction du traitement mais méritent d'être confirmées pour permettre ensuite l'établissement de recommandations précises, quant à l'initiation de ce type de traitement chez l'enfant.

4.4.6. Rechute à l'arrêt

Sur les données de certaines études réalisées antérieurement, il semble que le taux de récidive de la lésion après arrêt du B-bloquant soit d'environ 20 à 40 % des cas[47,88]. Les facteurs de rechute restent à identifier. Une durée de traitement trop courte, ou un jeune âge du patient à l'arrêt du médicament sont des hypothèses qui pourraient expliquer les récidives lésionnelles après l'arrêt des B-bloquants[L].

Dans notre étude, 8 patients ont présenté une rechute nécessitant la réintroduction du traitement (25% du total des patients). Le traitement était de nouveau efficace après sa réintroduction. Le sexe de l'enfant, le type et la forme de l'HI, l'âge d'instauration et la durée du traitement n'étaient pas des facteurs influençant significativement la survenue d'une rechute. Cependant, les hémangiomes sous-cutanés et cutanés segmentaires paraissaient plus à risque de rechute sans pouvoir le démontrer de manière significative, peut-être du fait d'un manque de puissance de notre étude. La prédominance des formes sous-cutanées et segmentaires dans ce groupe de patients "rechuteurs", pourrait être expliquée par le fait que les HI avec une importante part sous-cutanée et les HI segmentaires continuent à proliférer après l'âge d'un an[106]. C'est pourquoi, nous suggérons, comme dans l'étude de Hogeling et al, un ajustement de l'âge d'arrêt du traitement en fonction du type d'hémangiome. Leur travail comparait 40 enfants répartis en 2 groupes randomisés, recevant soit un traitement par propranolol à la dose de 2 mg/kg/jour, soit un placebo. Ils n'évaluaient pas formellement la rechute lésionnelle mais remarquaient qu'un rebond en volume et en couleur survenait de façon plus évidente chez les enfants qui avaient arrêté le propranolol avant l'âge d'un an, âge correspondant à la fin théorique de la phase proliférative de l'HI[81].

Dans une étude de Perman et al, les localisations de rechute les plus communes étaient les lèvres, le nez, les joues et les sourcils. Ces sites devraient selon ces auteurs, bénéficier d'un traitement pendant une durée d'au moins 11 mois et l'âge d'arrêt du traitement devrait être au minimum de 15 mois[L]. Cependant, leur travail s'intéressait à un petit groupe de 16 HI traités par de faibles doses de 1 à 2 mg/kg/jour de propranolol. Au cours de notre travail, les patients ayant présenté une rechute nécessitant une reprise du traitement, souffraient tous d'un hémangiome du pôle céphalique, mais cette localisation était largement prédominante dans notre étude (93,75% des cas). Ces hémangiomes étaient localisés au niveau parotidien (formes sous-cutanées, patients 21 et 31), au niveau d'un ou plusieurs segments faciaux (formes cutanées, S1et 2 : patient 13 ; S1 : patient 16 ; S1,2,4 : patient 2), d'une joue (forme mixte, patient 1), d'un sourcil (forme sous-cutanée, patient 7) et d'une paupière supérieure (forme mixte, patient 32).

Onze autres patients ont présenté une reprise minime de la rougeur et/ou de l'épaisseur, 2 jours à 8 mois après l'arrêt du traitement, ne nécessitant pas sa réintroduction. Il nous semble important de prévenir les parents des patients de l'éventualité d'une rechute lésionnelle, qui peut survenir rapidement après l'arrêt mais parfois des semaines voire des mois après et qui est le plus souvent minime mais peut dans certains cas nécessiter une reprise du traitement.

De plus grandes études sont nécessaires pour pouvoir déterminer avec plus de précisions les conditions optimales de traitement, afin de prévenir la survenue d'une rechute.

La réintroduction et la poursuite du B-bloquant pour une durée plus prolongée posent la question de l'innocuité d'un tel traitement chez l'enfant. Ce genre de thérapeutique est utilisé en cardiologie pédiatrique, dans certains troubles du rythme, à des doses comprises entre 2 et 8 mg/kg/jr et pendant des durées dépassant fréquemment un an. Cependant, dans les HI, les B-bloquants ne possèdent pas l'AMM et l'absence de recul dans cette indication incite à être plus prudent. Ceci doit être pris en compte dans la balance bénéfice-risque pour chaque patient à l'introduction et à la réintroduction du médicament lors d'une rechute lésionnelle. Il faut être également conscient du risque de "sur-traitement" que pourrait provoquer la découverte de l'efficacité spectaculaire des B-bloquants dans cette indication. La survenue d'une rechute de l'HI après l'âge de 12 mois, alors que la phase de prolifération touche à sa fin, pose le problème du mécanisme d'action du propranolol. Ceci laisse penser que les B-bloquants ne provoqueraient qu'un retard dans le processus de formation de l'HI.

4.4.7. Place de la corticothérapie depuis l'arrivée des B-bloquants et comparaison des 2 traitements

Dans le traitement des hémangiomes, les B-bloquants prennent désormais progressivement le dessus sur le traitement de référence qu'est la corticothérapie générale. Deux études rétrospectives, publiées en 2011, ont comparé l'efficacité du propranolol versus corticothérapie dans la prise en charge des HI. Les B-bloquants apparaissaient supérieurs en terme d'efficacité et de façon plus rapide que la prednisone. Ils étaient également mieux tolérés et une prise en charge chirurgicale était moins fréquemment nécessaire à la suite du traitement[107,108]. L'étude de Bertrand et al s'intéressait à 24 enfants traités soit par corticoïde (2.8 mg/kg/jr en moyenne), soit par propranolol (à la dose moyenne de 2.7 mg/kg/jr). Après un mois de traitement, une amélioration clinique modérée à bonne était constatée chez tous les patients sous propranolol ; alors que le traitement par prednisone ne permettait une amélioration clinique modérée que dans un seul cas, les autres patients étant peu améliorés (7/12) ou stabilisés (3/12). A 6 mois du début du traitement, tous les patients sous B-bloquants avaient présenté une réponse bonne voire excellente. Sous corticothérapie, une réponse seulement discrète ou modérée était observée[107].

Dans la prise en charge des HI avec répercussions ophtalmologiques, Schielstl et al notèrent que les problèmes visuels initiaux semblaient se guérir plus rapidement sous propranolol que sous corticothérapie[73]. Ceci avait d'ailleurs été supporté par une étude rétrospective comparative de petite taille, qui montrait que le propranolol pouvait induire une amélioration clinique plus rapide et plus intense que la corticothérapie[M].

Dans le traitement des HI compliqués d'une ulcération, les B-bloquants deviennent également le traitement de première intention. Ils permettent de réduire rapidement les douleurs et accélèrent la cicatrisation. L'effet thérapeutique précoce des B-bloquants, sur la douleur notamment, pourrait être lié à la vasoconstriction induite par le médicament[67]. Dans notre étude, cet effet antalgique s'est également vérifié et les HI ulcérés ont cicatrisé en moyenne en 1 mois et demi. Dans l'étude d'Hermans et al, le temps de cicatrisation des ulcérations cutanées chez les patients traités par propranolol (dose de 2-2,5 mg/kg/jr) était significativement raccourci par rapport au groupe contrôle (temps moyen d'ulcération de 8,7 semaines versus 22,4), qui recevait d'autres traitements, tel que corticoïdes oraux, antibiotiques ou soins locaux. Ils remarquaient également qu'un début de traitement précoce durant la phase proliférative de l'HI semblait accélérer la cicatrisation[74].

Comparativement aux thérapeutiques antérieurement utilisées pour traiter les HI, tels que les corticoïdes systémiques ou l'interféron-alpha, les B-bloquants semblent moins pourvoyeurs d'effets secondaires[102]. En effet, sous corticoïde, les enfants peuvent souffrir d'hypertension artérielle, de retard de croissance, présenter une susceptibilité particulière aux infections, et également une modification de leur faciès, qui devient cushingoïde. De plus, ils sont à risque de développer une cardiomyopathie, une fragilité osseuse à risque fracturaire, ou une insuffisance surrénalienne[109]. Sous interféron alpha, la complication la plus grave et potentiellement définitive est une toxicité nerveuse avec diplégie spastique et retard de développement, survenant dans 10 à 30% des cas[110].

Les B-bloquants ont donc révolutionné la prise en charge des HI, de par leur efficacité rapide, et leur relative sécurité, mais leur utilisation impose malgré tout une information parentale, un bilan pré-thérapeutique et un suivi rapproché. Les corticoïdes restent utilisés dans des cas particuliers, comme dans les formes sévères d'HI, avec détresse respiratoire notamment[69], ou dans les cas ne répondant pas aux B-bloquants. Cependant, les facteurs prédicteurs de non-réponse aux B-bloquants restent à identifier, pour éviter un délai thérapeutique dans la prise en charge des HI sévères[N].

Les mécanismes d'action des B-bloquants, mais aussi ceux des corticoïdes, restent méconnus. Selon Hasan et al, la corticothérapie stimule l'apoptose en augmentant le cytochrome b et accroît également la libération de facteurs anti-angiogéniques en augmentant le nombre de mastocytes. Ils induiraient ainsi l'involution progressive des HI[111]. Quant aux B-bloquants, plusieurs hypothèses ont été émises sur leur mode d'action. Tout d'abord, le propranolol pourrait également induire un phénomène apoptotique, en agissant sur les mastocytes[66]. Ensuite, il inhiberait l'angiogénèse en

82

diminuant l'expression du VEGF[112,113] et induirait une vasoconstriction périphérique par son caractère non cardio-sélectif[114]. Tous ces mécanismes d'action potentiels contribuent à l'involution accélérée des HI. Leur part respective durant les phases proliférative et post-proliférative restent indéterminées[101]. La survenue de rechutes à l'arrêt d'un traitement par B-bloquant, chez des enfants de plus de 12 mois, laisse à penser que le traitement ne ferait que retarder la croissance de l'HI. La course naturelle de l'HI serait simplement ralentie par le biais d'une apoptose incomplète des cellules souches endothéliales ou par une inhibition incomplète du VEGF[O]. Les B-bloquants demeurent efficaces à la reprise du traitement, et ce même après la phase proliférative, contrairement aux corticoïdes. Finalement, les B-bloquants diffèrent des corticoïdes sur le plan de la réponse clinique, principalement par leur rapidité d'efficacité, leur taux plus élevé de réponse au traitement, et leur possibilité d'action également en phase post-proliférative. Tout ceci, nous incite à penser qu'ils agissent par des voies différentes, mais concourent finalement tous les deux à un phénomène d'apoptose et à une action anti-angiogénique. Les mécanismes d'action exacts de ces deux types de médicaments restent cependant flous, malgré beaucoup d'avancées dans ce domaine.

4.4.8. Place de la chirurgie, depuis l'arrivée des B-bloquants

La prise en charge chirurgicale d'un HI est indiquée en cas de persistance de complications fonctionnelles (hémangiomes périorbitaires), d'excès de tissu, de cicatrice post-ulcération, dans les cas de résistance au B-bloquant, ou de rechute à l'arrêt. Dans une étude récente menée par une équipe italienne, sur les 108 patients traités par propranolol, 19,4% ont nécessité une chirurgie précoce après l'arrêt du B-bloquant[P]. Les séquelles inesthétiques résiduelles après traitement par propranolol étaient plus fréquentes en cas d'HI labial ou nasal. Cette dernière observation s'est également vérifiée dans l'étude de Wyrzykowski, au cours de laquelle 37,5% des 129 patients ont dû être opérés pendant ou après le traitement par propranolol[Q]. Le B-bloquant permettait une cicatrisation dans les cas d'HI ulcérés, mais n'évitait pas la formation de cicatrices[P], comme nous le constatons également pour nos 3 patients d'atteints d'HI ulcérés. Dans notre étude, 4 patients (soit 12.5%) ont nécessité une chirurgie après le traitement par B-bloquant. Il s'agissait de deux HI de la pointe du nez sur lesquels le propranolol n'avait été que modérément efficace (2 HI Cyrano sur les 3 de notre étude), d'un HI mixte de la joue récidivant après plusieurs arrêts de traitement et d'un HI de la glabelle ne répondant pas au traitement par propranolol. Concernant les HI de type Cyrano, une chirurgie précoce permet d'éviter la rétraction des cartilages alaires qui rend la pointe du nez ronde après involution de l'hémangiome (aspect de nez de clown)[58]. De plus, pour cette localisation, particulièrement inesthétique, le traitement semble être partiellement efficace au cours de notre expérience.

L'incroyable efficacité des B-bloquants sur les HI porte à croire que les indications chirurgicales seront désormais moins fréquentes. Cependant, même si la chirurgie reste parfois nécessaire malgré le traitement par B-bloquant, celui-ci permet probablement une intervention plus limitée. Certains auteurs considèrent que la reconstruction chirurgicale peut être envisagée dès 3,5 ans, car la plupart des HI ne s'améliorerait plus après cet âge[R]. Une chirurgie précoce a pour principal avantage la plus grande élasticité de la peau chez le jeune enfant.

Notre étude vient confirmer les excellents résultats des précédents travaux publiés sur le sujet des HI traités par B-bloquant. Néanmoins, il s'agit là d'une étude de petite taille, sans groupe contrôle. Des études prospectives randomisées de plus grande ampleur permettraient d'apporter des informations supplémentaires pour optimiser la prise en charge. Cependant, l'excellente efficacité des B-bloquants et les effets secondaires potentiels des corticoïdes systémiques rendent la réalisation d'études comparatives difficile en pratique.

5. Conclusion

Les B-bloquants sont désormais considérés comme le traitement de première intention des HI. Ils sont très efficaces dans cette indication et notre étude confirme les résultats des différentes publications parues depuis leur découverte, en 2008, par deux équipes françaises[2,3].

La prise en charge thérapeutique reste cependant imprécise, notamment sur la dose et la durée du traitement très différentes selon les équipes. Le but de notre travail était de transmettre des données complémentaires sur l'efficacité, la tolérance et l'évolution à l'arrêt du traitement. Notre avons voulu suivre un protocole précis, afin d'homogénéiser la conduite thérapeutique et notre travail se distingue ainsi des études précédemment parues. Nous avons en effet fixé une dose de propranolol à 3 mg/kg/jr, répartie en 3 prises quotidiennes, pour chaque patient et un âge d'arrêt du traitement de 12 mois identique pour tous. Nous proposons ce schéma thérapeutique pour le traitement des HI (Fig 42).

Il en ressort qu'un traitement par propranolol à cette dose est modérément à très efficace dans respectivement 43,75% et 50% des cas, que l'efficacité est plus importante en cas de traitement précoce et donc de durée de traitement plus prolongée. Les formes sous-cutanées pures semblent répondre de manière plus complète que les HI cutanés ou mixtes. Les rechutes à l'arrêt du traitement paraissent survenir plus fréquemment dans le groupe des HI sous-cutanés purs et des HI cutanés de type segmentaire (résultats non-significatifs).

Les B-bloquants ont véritablement révolutionné la prise en charge des HI, en faisant régresser, de façon spectaculaire et rapide (en 24 à 48 heures), la masse sous-cutanée des lésions, celle qui est susceptible d'induire un risque fonctionnel ou vital, et les douleurs en rapport avec une ulcération, complication locale la plus fréquente. Sous surveillance régulière, les effets secondaires observés sous B-bloquant semblent mineurs comparativement à ceux induits par une corticothérapie à forte dose.

Les résultats des essais cliniques en cours et notamment ceux de l'étude multicentrique comparative et randomisée "Hémangiol" sont très attendus pour permettre d'avancer dans l'établissement d'un schéma thérapeutique mieux défini[F]. Par ailleurs, la compréhension de certains mécanismes d'action des B-bloquants a permis d'élargir les indications de cette ancienne classe de médicament prescrit jusque-là principalement dans le domaine de la cardiologie. Ainsi de récentes publications ont montré l'intérêt des B-bloquants dans certaines tumeurs plus rares, comme l'hémangio-endothéliome kaposiforme[115], le lymphangiome hémorragique[116] ou la lymphangiomatose diffuse[117]. De plus, ils font l'objet de publications récentes dans le domaine de la cancérologie et pourraient se révéler dans l'avenir comme une nouvelle thérapeutique pour le contrôle anti-tumoral[118-121].

Fig 42:

SCHEMA THERAPEUTIQUE :

- Dépistage d'un HI : risque vital, fonctionnel, esthétique ou HI ulcéré

- Adressé à un membre d'une consultation spécialisée (Anomalies vasculaires)

- Information, consentement parental, demande d'ATU

- Bilan : antécédents (atopie/asthme), examen clinique, échographie cardiaque, ECG

- Propranolol 3 mg/kg/jour en 3 prises (Syndromes PHACES 2 mg/kg/jr), surveillance cardiologique initiale de 12 heures.

- Evaluation de la tolérance et de l'efficacité mensuellement (cardio-pédiatres et dermatologues)

- Arrêt du B-bloquant à l'âge de 12 mois, consultation dermatologique 15 jours après, puis si besoin

- Evaluer le devenir à plus long terme de l'enfant traité (12 mois et 24 mois après l'arrêt du traitement)

REFERENCES BIBLIOGRAPHIQUES

1) Mulliken JB, Glowacki J.
Hemangiomas and vascular malformations in infants and children : a classification based on endothelial characteristics.
Plast Reconstr Surg. 1982;69(3):412-22.

2) Leaute-Labreze C, Dumas de la Roque E, Hubiche T, Boralevi F, Thambo JB, Taïeb A.
Propranolol for severe hemangioma of infancy.
N Engl J Med. 2008;358:2649-2651.

3) Bigorre M, Van Kein AK, Valette H.
Beta-blocking agent for treatment of infantile hemangioma
Plast Reconstr Surg. 2009 Jun;123(6):195e-6e.

4)Taïeb A, Enjolras O, Vabres P, Wallach D.
Dermatologie néonatale.
Paris : Maloine, 2009.

5) Drolet BA, Esterly NB, Frieden IJ.
Hemangiomas in children.
N Engl J Med. 1999;341(3):173-81.

6) Bruckner AL, Frieden IJ.
Hemangiomas of infancy.
J Am Acad Dermatol. 2003;48(4):477-93.

7) Margileth AM, Museles M.
Cutaneous hemangiomas in children : diagnosis and conservative management.
J Am Med Assoc. 1965;194:523-6.

8) Bowers RE, Graham EA, Tomlinson KM.
The natural history of the strawberry naevus.
Arch Dermatol 1960;82:667-74.

9) Pandey A, Gandopadhyay AN, Sharma SP, Kumar V, Gopal SC, Gupta DK.
Conservative management of ulcerated haemangioma – twenty years experience.
Int Wound J. 2009;6:59-62.

10) Metry DW, Hebert AA.
Benign cutaneous vascular tumors of infancy when to worry, what to do.
Arch Dermatol. 2000;136:905-14.

11) Haggstrom AN, Drolet BA, Baselga E, Chamlin SL, Garzon MC, Horii KA, et al
Prospective study of infantile hemangiomas : demographic, prenatal and perinatal characteristics.
J Pediatr. 2007;150(3):291-4.

12) Jacobs AH, Walton RG.
The incidence of birthmarks in the neonate.
Pediatrics. 1976;58(2):218-22.

13) Garzon MC, Drolet BA, Baselga E, Chamlin SL, Haggstrom AN, Horii K, et al.
Comparison of infantile hemangiomas in preterm and term infants : a prospective study.
Arch Dermatol. 2008;144:1231-2.

14) Wananukul S, Chatproedprai S.
Ulcerated hemangiomas : clinical features and management.
J Med Assoc Thai. 2002;85:1220-5.

15) Kim HJ, Colombo M, Frieden IJ..
Ulcerated hemangiomas : clinical characteristics and response to therapy.
J Am Acad Dermatol. 2001;44:962-72.

16) Kleinman ME, Greives MR, Churgin SS, Blechman KM, Chang EI, Ceradini DJ, et al.
Hypoxia-induced mediators of stem/progenitor cell trafficking are increased in children with haemangioma.
Arterioscler Thromb Vasc Biol. 2007;27:2664-70.

17) Chang EI, Thangarajah H, Hamou C, Gurtner GC.
Hypoxia, hormones and endothelial progenitor cells in hemangioma.
Lymphat Res Biol. 2007;5:237-43.

18) Lopez Gutierrez JC, Avila LF, Sosa G, Patron M.
Placental anomalies in children with infantile hemangioma.
Pediatr Dermatol. 2007;24:353-355.

19)Lacour JP, Boutté P.
Dermatoses du prématuré.
Ann Dermatol Venereol. 1999;126:933-9.

20) Haggstrom AN , Drolet BA, Baselga E, Chamlin SL, Garzon MC, Horii KA.
Prospective study of infantile hemangiomas: clinical characteristics predicting complications and treatment.
Pediatrics. 2006;118(3):882-7.

21) Chiller KG, Passaro D, Fieden IJ.
Hemangiomas of infancy clinical characteristics, morphologic subtypes and their relationship to race, ethnicity and sex.
Arch Dermatol. 2002;138:1567-76.

22) Nakayama H.
Clinical and histological studies of the classification and the natural course of the strawberry mark.
J Dermatol. 1981;8:277-91.

23) Batniji RK, Buckingham ED, Williams III EF.
An esthetic approach to facial hemangiomas.
Arch Facial Plast Surg. 2005;7(5):301-6.

24) North PE, Waner M, Mizeracki A, Mihm MC Jr.
GLUT1 : a newly discovered immunohistochemical marker for juvenile hemangiomas.
Hum Pathol. 2000;31(1):11-22.

25) Chamlin SL, Haggstrom AN, Drolet BA, Baselga E, Frieden IJ, Garzon MC, et al.
Multicenter prospective study of ulcerated hemangiomas.
J Pediatr. 2007;151:684-9.

26) Metz BJ, Rubenstein MC, Levy ML, Metry DW.
Response of ulcerated perineal hemangiomas of infancy to becaplermin gel, a recombinant human platelet-derived growth factor.
Arch Dermatol. 2004;140:867-70.

27) Christison-Lagay ER, Burrows PE, Alomari A, Dubois J, Kozakewich HP, LaneTS, et al.
Hepatic hemangioma, subtype classification, and development of a clinical practice algorithm and registry.
J Pediatr Surg. 2007;42(1):62-7.

28) Léauté-Labreze C, Prey S, Ezzedine K.
Infantile haemangioma: Part I. Pathophysiology, epidemiology, clinical features, life cycle and associated structural abnormalities and Part.II : Risks, complications and treatment.
J Eur Acad Dermatol Venereol. 2011;25:1245-60.

29) Metry DW, Hawrot A, Altman C, Frieden IJ.
Association of solitary, segmental hemangiomas of the skin with visceral hemangiomatosis.
Arch Dermatol 2004;140:591-6.

30) Rahbar R, Nicollas R, Roger G, Triglia JM, Garabedian EN, McGill TJ, et al.
The biology and management of subglottic hemangioma : past, present, future.
Laryngoscope. 2004;114:1880-91.

31) Kassarjian A, Zurakowski D, Dubois J, Paltiel HJ, Fishman SJ, Burrows PE, et al.
Infantile hepatic hemangiomas : clinical and imaging findings and their correlation with therapy.
AJR. 2004;182:785-95.

32) Metry DW, Haggstrom AN, Drolet BA, Baselga E, Chamlin S, Garzon M, et al.
A prospective study of PHACE syndrome in infantile hemangiomas: demographic features, clinical findings, and complications.
Am J Med Genet A. 2006 May 1;140(9):975-86.

33) Metry DW, Haggstrom AN, Barkovich AJ, Frieden IJ.
The many faces of PHACE syndrome.
J Pediatr 2001;139:117-23.

34) Hartemink DA, Chiu YE, Drolet BA, Kerschner JE.
PHACES syndrome: a review.
Int J Pediatr Otorhinolaryngol. 2009 Feb;73(2):181-7.

35)Bhattacharya JJ, Luo CB, Alvarez H, Rodesch G, Pongpech S, Lasjaunias PL.
PHACES syndrome: a review of eight previously unreported cases with late arterial occlusions. Neuroradiology. 2004 Mar;46(3):227-33. Epub 2004 Jan 31.

36)Iacobas I, Burrows PE, Frieden IJ, Liang MG, Mulliken JB, Mancini AJ, et al.
LUMBAR: association between cutaneous infantile hemangiomas of the lower body and regional congenital anomalies.
J Pediatr. 2010 Nov;157(5):795-801.e1-7.

37) Jinnin M, Ishihara T, Boye E, Olsen BR.
Recent progress in studies of infantile haemangioma.
J Dermatol. 2010;37:939-955.

38) Shibuya M, Claesson-Welsh L.
Signal transduction by VEGF receptors in regulation of angiogenesis and lymphangiogenesis.
Exp Cell Res. 2006;312:549-560.

39) Jinnin M, Medici D, Park L, Limaye N, Liu Y, Boscolo E, et al.
Suppressed NFAT-dependent VEGFR1 expression and constitutive VEGFR2 signaling in infantile hemangioma.
Nat Med. 2008;14:1236-1246.

40) Praveen V, Vidavalur R, Rosenkrantz TS, Hussain N.
Infantile hemangiomas and retinopathy of prematurity : possible association.
Pediatrics. 2009;123:e484-489.

41) Waner M, North PE, Scherer KA, Frieden IJ, Waner A, Mihm MC Jr.
The nonrandom distribution of facial hemangiomas.
Arch Dermatol. 2003;139:869-875.

42) Razon MJ, Kräling BM, Mulliken JB, Bischoff J.
Increased apoptosis coincides with onset of involution in infantile hemangioma.
Microcirculation. 1998;5(2-3):189-95.

43) Yu Y, Flint AF, Mulliken JB, Bischoff J.
Endothelial progenitor cells in infantile hemangiomas.
Blood 2004;103:1373-75.

44) Frieden IJ, Eichenfield LF, Esterly NB, Geronemus R, Mallory SB.
Guidelines of care for hemangiomas of infancy. American Academy of Dermatology
Guidelines/Outcomes Committee.
J Am Acad Dermatol. 1997;37:631-637.

45)Bennett ML, Fleischer AB Jr, Chamlin SL, Frieden IJ.
Oral corticosteroid use is effective for cutaneous hemangiomas: an evidence-based
evaluation.
Arch Dermatol.2001;137(9):1208-13.

46)Boye E, Jinnin M, Olsen BR.
Infantile hemangioma: challenges, new insights, and therapeutic promise.
J Craniofac Surg. 2009;20 Suppl 1:678-84.

47) Sans V, De la Roque ED, Berge J, Grenier N, Boralevi F, Mazereeuw-Hautier J, et
al.
Propranolol for severe infantile hemangiomas : follow-up report.
Pediatrics. 2009;124:e423-431.

48) Akhavan A, Zippin JH.
Current treatments for infantile hemangiomas.
J Drug Dermatol. 2010;55(1):15-21.

49) Gawrych E, Walecka A, Rajewska J, Juszkiewicz P.
Intralesional corticosteroid therapy in infantile hemangiomas.
Ann Acad Med Stetin. 2009;55(1):15-21.

50) Ruttum MS, Abrams GW, Harris GJ, Ellis MK.
Bilateral retinal embolization associated with intralesional corticosteroid injection
for capillaryhemangioma of infancy.
J Pediatr Ophthalmol Strabismus. 1993 Jan-Feb;30(1):4-7.

51) Boon LM, Bataille AC, Bernier V, Vermylen C, Verellen G.
Traitement médical des hémangiomes infantiles.
Ann Chir Plast Esthet. 2006;51:310–320.

52) Enjolras O, Brevière GM, Roger G, Tovi M, Pellegrino B, Varotti E, et al.
Le traitement par Vincristine des hémangiomes infantiles à risque vital ou fonctionnel.
Arch Pediatr.2004;11:99–107.

53) Ezekowitz RA, Mulliken JB, Folkman J.
Interferon alfa-2a therapy for life-threatening hemangiomas of infancy.
N Engl J Med.1992;326:1456–1463.

54) Boon LM, MacDonald DM, Mulliken JB.
Complications of systemic corticosteroid therapy for problematic hemangioma.
Plast Reconstr Surg.1999;104:1616–1623.

55) Frieden IJ, Haggstrom AN, Drolet BA, Mancini AJ, Friedlander SF, Boon L, et al.
Infantile hemangiomas : current knowledge, future directions. Proceedings of a research workshop on infantile haemangiomas.
Pediatr Dermatol. 2005;22:383-406.

56) Martinez MI, Sanchez-Carpintero I, North PE, Mihm MC Jr.
Infantile hemangioma : clinical resolution with 5% imiquimod cream.
Arch Dermatol. 2002;138:881-884.

57) David LR, Malek MM, Argenta LC.
Efficacity of pulsed dye laser therapy for the treatment of ulcerated hemangiomas : a review of 78 patients.
Br J Plast Surg. 2003;56:317-27.

58)Faguer K, Dompmartin A, Labbé D, Barrellier MT, Leroy D, Theron J.
Early surgical treatment of Cyranonose hemangiomas with Rethi incision.
Br J Plast Surg. 2002 Sep;55(6):498-503.

59) Bénateau H, Labbé D, Dompmartin A, Boon L.
Séquelles des hémangiomes : traitement chirurgical.
Ann Chir Plast Esthet. 2006 Aug-Oct;51(4-5):330-8.

60) Siegfried EC, Keenan WJ, Al Jureidini S.
More on propranolol for hemangiomas of infancy.
N Engl J Med. 2008;359:2846-7.

61) Léauté-Labreze C, Taïeb A.
Efficacité des bêtabloquants dans les hémangiomes capillaires infantiles : signification physiopathologiques et conséquences thérapeutiques.
Ann Dermatol Venereol. 2008 ;135:860-862.

62) Lawley LP, Siegfried E, Todd JL.
Propranolol treatment for hemangioma of infancy : risks and recommandations.
Pediatr Dermatol. 2009;26:610-4.

63) McDevitt DG
Pharmacological characteristics of beta blockers and their role in clinical practice.
J Cardiovasc Pharmacol. 1986;8 Suppl 6:S5-11.

64) Raphaël MF, de Graaf M, Breugem CC, Pasmans SG, Breur JM.
Atenolol: a promising alternative to propranolol for the treatment of hemangiomas.
J Am Acad Dermatol. 2011 Aug;65(2):420-1.

65) D'Angelo G, Lee H, Weiner RI.
cAMP-dependent protein kinas inhibits the mitogenic action of vascular endothelial growth factor and fibroblast growth factor in capillary endothelial cells by blocking Raf activation.
J Cell Biochem. 1997;67:353-66.

66) Sommers Smith SK, Smith DM.
Beta blockade induces apoptosis in cultured capillary endothelial cells.
In Vitro Cell Dev Biol Anim. 2002;38:298-304.

67) Storch CH, Hoeger PH.
Propranolol for infantile haemangiomas: insights into the molecular mechanisms of action.
British Journal of Dermatology. 2010;163(2): 269–274.

68) Agence nationale de sécurité des médicaments. Protocole d'utilisation thérapeutique et de recueil d'informations – Chlorhydrate de propranolol. (consulté le 2/09/2012)
http://ansm.sante.fr/var/ansm_site/storage/original/application/191a201788c673f3d0bcb 352a22a2277.pdf

69) Blanchet C, Nicollas R, Bigorre M, Amedro P, Mondain M.
Management of infantile subglottic hemangioma : Acebutolol or Propranolol?
Int J Pediatr Otorhinolaryngol. 2010 Aug;74(8):959-61.

70)Sans V, Dumas de la roque E, Boralevi F, et al.
Traitement des hémangiomes infantiles par propranolol.
Ann Dermatol Venereol 2008;135:95.

71)Chik KK, Luk CK, Chan HB, Tan HY.
Use of propranolol in infantile haemangioma among Chinese children.
Hong Kong Med J. 2010 Oct;16(5):341-6.

72) Sundine MJ, Wirth GA.
Hemangiomas : an overview.
Clin Pediatr. 2007;46:206-221.

73) Schiestl C, Neuhaus K, Zoller S, Subotic U, Forster-Kuebler I, Michels R, et al
Efficacy and safety of propranolol as first line treatment for infantile hemangiomas.
Eur J Pediatr. 2011;170:493-501.

74) Hermans DJ, van Beynum IM, Schultze Kool LJ, van de Kerkhof PC, Wijnen MH, van der Vleuten CJ.
Propranolol, a very promising treatment for ulceration in infantile hemangiomas: a study of 20 cases with matched historical controls.
J Am Acad Dermatol. 2011;64(5):833-8.

75)Meyer L, Graffstaedt H, Giest H, Truebenbach J, Waner M.
Effectiveness of propranolol in a newborn with liver hemangiomatosis.
Eur J Pediatr Surg. 2010 Nov;20(6):414-5.

76)Mhanna A, Franklin WH, Mancini AJ.
Hepatic infantile hemangiomas treated with oral propranolol-a case series.
Pediatr Dermatol. 2011 Jan-Feb;28(1):39-45.

77)Solomon T, Ninnis J, Deming D, Merritt TA, Hopper A.
Use of propranolol for treatment of hemangiomas in PHACE syndrome.
J Perinatol. 2011 Nov;31(11):739-41.

78) Holland KE, Frieden IJ, Frommelt PC, Mancini AJ, Wyatt D, Drolet BA.
Hypoglycemia in children taking propranolol for the treatment of infantile hemangioma.
Arch Dermatol. 2010 Jul;146(7):775-8.

79) Pavlakovic H, Kietz S, Lauerer P, Zutt M, Lakomek M.
Hyperkaliemia complicating propranolol treatment of an infantile hemangioma.
Pediatrics. 2010;126(6):e1589-93.

80) Girón-Vallejo O, López-Gutiérrez JC, Fernández-Pineda I, Méndez NA, Ruiz Jiménez JI.
Dental caries as a side effect of infantile hemangioma treatment with propranolol solution.
Pediatr Dermatol. 2010 Nov-Dec;27(6):672-3.

81)HogelingM, Adams S, Wargon O.
A randomized controlled trial of propranolol for infantile hemangiomas.
Pediatrics. 2011;128(2):e259-66.

82)Denoyelle F, Leboulanger N, Enjolras O, Harris R, Roger G, Garabedian EN.
Role of Propranolol in the therapeutic strategy of infantile laryngotracheal hemangioma.
Int J Pediatr Otorhinolaryngol. 2009;73(8):1168-72.

83) Buckmiller L.
Propranolol treatment for infantile hemangiomas.
Curr Opin OtolaryngolHead Neck surgery. 2009;17(6):458-9.

84) Holmes WJM, Mishra A, Gorst C, Liew SH.
Propranolol as first-line treatment for infantile hemangiomas.
Plast Reconstr Surg. 2010;125(1):420-1.

85)Jephson C, Manunza F, Syed S, Mills NA, Harper J, Hartley BE.
Successful treatment of isolated subglottic haemangioma with propranolol alone.
Int J Pediatr Otorhinolaryngol; 2009 Dec;73(12):1821-3.

86)Michel JL, Patural H.
Response to oral propranolol therapy for ulcerated hemangiomas in infancy.
Arch Pediatr. 2009 Dec;16(12):1565-8.

87) Zimmerman AP, Wiegand S, Werner JA,Eivazi B.
Propranolol therapy for infantile haemangiomas: review of the literature.
Int J Pediatr Otorhinolaryngol. 2010 Apr;74(4):338-42.

88) Laforgia N, Milano A, De Leo E, Bonifazi E.
Hemangioma and propranolol. Some remarks at the end of treatment. Differences from corticosteroids.
Eur J Pediat Dermatol. 2009;19:175–191.

89) Manunza F, Syed S, Laguda B, Linward J, Kennedy H, Gholam K, et al
Propranolol for complicated infantile haemangiomas: a case series of 30 infants.
Br J Dermatol. 2010 Feb 1;162(2):466–468.

90) Qin ZP, Liu XJ, Li KL, Zhou Q, Yang XJ, Zheng JW, et al.
Treatment of infantile hemangiomas with low-dose propranolol: evaluation of short-term efficacy and safety.
Zhonghua Yi Xue Za Zhi. 2009 Dec 1;89(4):3130–4.

91)Berenguer B, Burrows PE, Zurakowski D, Mulliken JB.
Sclerotherapy of craniofacial venous malformations: complications and results.
Plast Reconstr Surg. 1999 Jul;104(1):1-11; discussion 12-5.

92)Davidov M.
Acebutolol in essential hypertension: results of two multicenter studies against placebo and propranolol.
Am Heart J. 1985;109(5 Pt 2):1158–67.

93) Lubis HR, Silalahi M, Yushar,
A comparative study of two beta-blocker-diuretic combinations in the treatment of hypertension,
Curr Med Res Opin. 1986;10(4):221–7.

94) Leboulanger N, Fayoux P, Teissier N, Cox A, Van Den Abbeele T, Carrabin L, et al.
Propranolol in the therapeutic strategy of infantile laryngotracheal hemangioma: A preliminary retrospective study of French experience.
Int J Pediatr Otorhinolaryngol. 2010 Nov;74(11):1254-7.

95) Chakkittakandiyil A, Phillips R, Frieden IJ, Siegfried E, Lara-Corrales I, Lam J et al.
Timolol maleate 0.5% or 0.1% gel-forming solution for infantile hemangiomas: a retrospective, multicenter, cohort study.
Pediatr Dermatol. 2012;29(1):28-31.

96) Moehrle M, Léauté-Labrèze C, Schmidt V, Röcken M, Poets CF, Goelz R.
Topical Timolol for Small Hemangiomas of Infancy.
http://www.ncbi.nlm.nih.gov/pubmed/22471694
Pediatr Dermatol. (en ligne) 2012; Apr 4: (Epub ahead of print) (consulté le 02/09/12)

97) Williams T,GintherWH.
Hazard of ophthalmic timolol.
N Engl J Med. 1982;306:1485–6.

98) Bagazgoitia L, Torrelo A, Gutiérrez JCL, Hernandez-Martin A, Luna P, Gutiérrez M, et al.
Propranolol for infantile hemangiomas.
Pediatric Dermatology. 2011;28(2):108-14.

99) Janmohamed SR, de Laat PCJ, Madern GC, et al.
Do we have to check glucose in patients with haemangioma of infancy treated with B-blockers.
J Eur Acad Dermatol Venereol 2011;25:4190.

100) Bonifazi E, Colonna V, Mazzota F, Balducci G, Laforgia N.
Propranolol in rapidly growing hemangiomas.
Eur J Pediatr Dermatol 2008;18:185-92.

101) Zvulonov A, McCuaig C, Frieden IJ, Mancini AJ, Puttgen GB, Dohil M, et al.
Oral propranolol therapy for infantile hemangiomas beyond the proliferation phase: a multicentre retrospective study.
Pediatr Dermatology. 2011;28(2):94-98.

102) Love JN, Sikka N.
Are 1-2 tablets dangerous? Beta-blocker exposure in toddlers.
J Emerg Med. 2004;26(3):309-314.

103) Buckmiller LM, Munson PD, Dyamenahalli U, Dai Y, Richter GT.
Propranolol for infantile hemangiomas: early experience at a tertiary vascular anomalies center.
Laryngoscope. 2010;120(4):676-81.

104) Menezes MD, McCarter R, Greene EA, Bauman NM.
Status of propranolol for treatment of infantile hemangioma and description of a randomized clinical trial.
Ann Otol Rhinol Laryngol.2011;120(10):686-95.

105) Richards S.
Cutaneous side-effects of beta-adrenergic blockers.
Aust.J.Derm. 1985;26,25.

106) Brandling-Bennett HA, Metry DW, Baselga E, Lucky AW, Adams DM, Cordisco MR, et al.
Infantile hemangiomas with unusually prolonged growth phase: a case series.
Arch Dermatol. 2008 Dec;144(12):1632-7.

107)Bertrand J, Mc Cuaig C, Dubois J, Hatami A, Ondrejchak S, Powell J.
Propranolol versus prednisone in the treatment of infantile hemangiomas: a retrospective comparative study.
Pediatr Dermatol. 2011;28(6):649-54.

108) Price CJ, Lattouf C, Baum B, McLeod M, Schachner LA, Duarte AM, et al..
Propranolol vs corticosteroids for infantile hemangiomas: a multicenter retrospective analysis.
Arch Dermatol. 2011;147(12):1371-6.

109) Lomenick JP, Reifschneider KL, Lucky AW, Adams D, Azizkhan RG, Woo JG, et al.
Prevalence of adrenal insufficiency following systemic glucocorticoid therapy in infants with hemangiomas.
Arch Dermatol. 2009 Mar;145(3):262-6.

110) Michaud AP, Bauman NM, Burke DK, Manaligod JM, Smith RJ.
Spastic diplegia and other motor disturbances in infants receiving interferon alpha.
Laryngoscope. 2004;114:1231-6.

111) Hasan Q, Tan ST, Xu B, Davis PF.
Effects of five commonly used glucocorticoids on haemangioma in vitro.
Clin Exp Pharmacol Physiol. 2003 Mar;30(3):140-4.

112) Fredriksson JM, Lindquist JM, Bronnikov GE, et al.
Norepinephrine induces vascular endothelial growth factor gene expression in brown adipocytes through a beta-adrenoreceptor/cAMP /protein kinase A pathway involving Src but independently of Erk1/2.
J Biol Chem 2000. 275:13802-13811.

113) Yang EV, Sood AK, Chen M et al.
Norepinephrine up-regulates the expression of vascular growth factor, matrix metalloproteinase (MMP)-2, and MMP-9 in nasopharyngeal carcinoma tumor cells.
Cancer Res. 2006;66:10357-10364.

114) Shyu KG, Liou JY, Wang BW, Fang WJ, Chang H.
Carvedilol prevents cardiac hypertrophy and overexpression of hypoxia-inducible factor-1alpha and vascular growth factor in pressure-overloaded rat heart.
J Biomed Sci. 2005;12(2):409-20.

115) Hermans DJ, van Beynum IM, van der Vijver RJ, Kool LJ, de Blaauw I, van der Vleuten CJ.
Kaposiform hemangioendothelioma with Kasabach-Merritt syndrome: a new indication for propranolol treatment.
J Pediatr Hematol Oncol. 2011 May;33(4):e171-3.

116) Leboulanger N, Garel C, Borde IT, Garabedian EN, Denoyelle F.
Propranolol therapy for hemorrhagic lymphangioma of the tongue.
Arch Otolaryngol Head Neck Surg. 2011 Aug;137(8):813-5.

117) Ozeki M, Fukao T, Kondo N.
Propranolol for intractable diffuse lymphangiomatosis.
N Engl J Med. 2011 Apr 7;364(14):1380-2.

118) Yang EV.
Role for catecholamines in tumor progression: possible use for β-blockers in the treatment of cancer.
Cancer Biol Ther. 2010 Jul;10(1):30-2.

119) De Giorgi V, Gandini S, Grazzini M, Benemei S, Marchionni N, Geppetti P.
β-blockers: a new and emerging treatment for melanoma
Recenti Prog Med. 2012 Jan;103(1):11-6.

120) Barron TI, Sharp L, Visvanathan K.
Beta-adrenergic blocking drugs in breast cancer: a perspective review.
Ther Adv Med Oncol. 2012 May;4(3):113-25.

121) Grytli HH, Fagerland MW, Fosså SD, Taskén KA, Håheim LL.
Use of β-blockers is associated with prostate cancer-specific survival in prostate cancer patients on androgen deprivation therapy.
http://www.ncbi.nlm.nih.gov/pubmed/22821802
Prostate. (en ligne) 2012; Jul 20:[Epub ahead of print] (consulté le 02/09/12)

ABSTRACTS ET COMMUNICATIONS ORALES

A) Léauté-Labreze C, Dumas de la Roque E, Thambo JB et al.
Propranolol a new therapeutic option form complicated infantile hemangiomas ?
The 17th International Workshop on Vascular Anomalies, ISSVA, Boston, 2008.
(Abstract)

B) Pope E, Chakkittakandiyil A, Lara-Corrales I, Maki E, Wu B, Weinstein M, et al.
Expanding the therapeutic repertoire of infantile hemangiomas : cohort blinded study of oral nadolol compared with propranolol.
The 19th International Workshop on Vascular Anomalies, Malmö, 2012. (Abstract)

C) Dai Y, Hou F, Saad A, Buckmiller L, Fan CY, Suen J, et al.
Infantile hemangiomas predominately express Beta-2 adrenergic receptors on mast cells.
The 19th International Workshop on Vascular Anomalies, Malmö, 2012. (Abstract)

D) Saidi W, Mokni S, Denguezli M, et al.
Arrêt cardiorespiratoire chez un enfant porteur d'un hémangiome traité par propranolol.
28ème Congrès de l'ADF, Chamonix, 2011. (Abstract)

E) Reddy K, Blei F, Brauer J, Waner M, Bernstein L, Weiss E, et al.
Advantages of combination treatment with propranolol and pulsed dye laser for superficial segmental facial hemangiomas of infancy- a new treatment paradigm.
The 19th International Workshop on Vascular Anomalies, Malmö, 2012. (Abstract)

F) Léauté-Labrèze C, Morgan C, Voisard JJ.
Hemangiol study: the first world wide dose effect study concerning propranolol in infantile hemangiomas.
The 19th International Workshop on Vascular Anomalies, Malmö, 2012. (Abstract)

G) Semkova K, Kazandjieva J.
Timolol maleate for infantile haemangiomas preliminary results of an open label, prospective study.
The 19th International Workshop on Vascular Anomalies, Malmö, 2012. (Abstract)

H) Kramer D, Downey C.
Localized hemangiomas of infancy treated safe and succesfully with 1% timolol cream.
The 19th International Workshop on Vascular Anomalies, Malmö, 2012. (Abstract)

I) Weibel L, Scheer HS, Barysch M, Königs I, Müller D, Schielstl C, et al.
Topical betablockers for infantile hemangiomas are effective but systematically absorbed.
The 19th International Workshop on Vascular Anomalies, Malmö, 2012. (Abstract)

J) Xiaoxiao Y, Yunbo J, Xiaodong C, Xiaojie H, Gang M, Hui C, et al.
A prospective study of 215 infantile haemangiomas outpatients treated with propranolol.
The 19th International Workshop on Vascular Anomalies, Malmö, 2012. (Abstract)

K) Puttgen K, Schneider J, Walker S, Cohen B, Bauman N.
Cardiovascular and blood glucose parameters in infants initiated on propranolol for treatment of symptomatic hemangiomas.
The 19th International Workshop on Vascular Anomalies, Malmö, 2012. (Abstract)

L) Perman MJ, Castelo-Soccio L, Treat JR, Yan AC.
Recrudescence of infantile hemangiomas following discontinuation of propranolol.
The 19th International Workshop on Vascular Anomalies, Malmö, 2012. (Abstract)

M) Powell J et al.
The 18th Workshop of the International Society for the Study of Vascular Anomalies (ISSVA), Brussels, 2010. (Communication orale)

N) Boccara O, Dekeuleneer V, Brunelle F, Fraitag S, Hamel-Teillac D, Hadj-Rabia S, et al.
Dramatic efficacy of systemic steroids for the treatment of an aggressive orbital IH.
The 19th International Workshop on Vascular Anomalies, Malmö, 2012. (Abstract)

O) Powell J, Rousseau E, Dubois J, Hatami A, Ondrejchak S, McCuaig C.
Late regrowth of infantile hemangioma followng cessation of propranolol.
The 19th International Workshop on Vascular Anomalies, Malmö, 2012. (Abstract)

P) Vercellino N, Diner PA, Occella C, Gandolfo C, Rimini A, Dalmonte P.
Facial infantile hemangiomas : indications and role of early surgery after propranolol therapy.
The 19th International Workshop on Vascular Anomalies, Malmö, 2012. (Abstract)

Q) Wyrzykowski D, Losin M, Chojnicki M, Czauderna P.
Has the introduction of Propranolol therapy for infantile haemangiomas eliminated a need for surgery? Personal experience.
The 19th International Workshop on Vascular Anomalies, Malmö, 2012. (Abstract)

R) Couto RA, Maclellan RA, Zurakowski D, Greene AK.
Infantile hemangioma : clinical assessment of the involuting phase and implications for management.
The 19th International Workshop on Vascular Anomalies, Malmö, 2012. (Abstract)

ANNEXE 1

AUTORISATION TEMPORAIRE D'UTILISATION
DITE DE COHORTE
PROTOCOLE D'UTILISATION THERAPEUTIQUE ET DE RECUEIL D'INFORMATIONS
CHLORHYDRATE DE PROPRANOLOL PIERRE FABRE DERMATOLOGIE
3,75 mg/ml, solution buvable
juillet 2012

Agence nationale de sécurité du médicament et des produits de santé (ANSM)
ATU
143-147 Bd Anatole France
93285 Saint Denis Cedex
Tél : 33 (0)1 55 87 36 11
Fax: 33 (0)1 55 87 36 12
mail : atu@ansm.sante.fr
Coordonnées du titulaire des droits d'exploitation
PIERRE FABRE DERMATOLOGIE
Les Cauquillous
81506 LAVAUR cedex
Tel : 05 63 58 87 97
Fax : 01 41 30 86 33
propranolol@pierre-fabre.com

ANSM – Pierre Fabre Dermatologie
PUT ATU de cohorte Chlorhydrate de propranolol juillet 2012 Page 2 sur 32
PUT ATU de cohorte Chlorhydrate de propranolol juillet 2012 Page 3 sur 32

1 INTRODUCTION
1.1 Le médicament
Chlorhydrate de propranolol Pierre Fabre Dermatologie est une solution buvable dosée à 3,75 mg/ml
de propranolol, un béta-bloquant non cardio-sélectif. Sa formulation est adaptée à un usage pédiatrique.
Cette spécialité est développée dans le traitement des hémangiomes infantiles prolifératifs.
Après avis de la Commission d'Autorisation de Mise sur le Marché (AMM), l'Agence nationale de
sécurité du médicament et des produits de santé (ANSM) a accordé, le 30/05/2012, une Autorisation
Temporaire d'Utilisation (ATU) dite "de cohorte" [article L. 5121-12 I - 1°) du Code de la santé
publique] à Pierre Fabre Dermatologie pour la spécialité Chlorhydrate de propranolol Pierre Fabre
Dermatologie 3,75 mg/ml, solution buvable.
Une demande d'Autorisation de Mise sur le Marché (AMM) sera déposée prochainement auprès de

l'Agence Européenne du Médicament (EMA).

1.2 Autorisation temporaire d'utilisation
1.2.1 Généralités

Il s'agit d'une procédure d'autorisation exceptionnelle.

L'ATU dite "de cohorte" permet une mise à disposition exceptionnelle d'un médicament n'ayant pas

d'autorisation de mise sur le marché (AMM) lorsqu'il répond aux critères de l'article L.5121-12. I-1° du

Code de la Santé Publique (CSP) c'est-à-dire lorsque les conditions suivantes sont réunies :

୪ il est destiné au traitement, à la prévention ou au diagnostic de maladies graves ou rares,

୪ il n'existe pas de traitement approprié disponible sur le marché,

୪ son efficacité et sa sécurité d'emploi sont fortement présumées, au vu des résultats d'essais

thérapeutiques auxquels il a été procédé en vue d'une demande d'AMM. Cette demande a été déposée ou le demandeur s'engage à la déposer dans un délai déterminé.

୪ Le médicament est susceptible de présenter un bénéfice clinique réel et la mise en oeuvre du traitement ne peut pas être différée.

L'ATU, contrairement à un essai clinique, n'a pas pour objectif d'apporter une réponse sur l'efficacité

du médicament.

L'ATU peut être modifiée, suspendue ou retirée par l'ANSM pour des motifs de santé publique ou si

les conditions susmentionnées ne sont plus remplies.

Un essai clinique, promu par les laboratoires Pierre Fabre, est actuellement en cours de recrutement

en France, étudiant le propranolol dans le traitement des hémangiomes de l'enfant : l'essai V00400

SB 301 « Etude multicentrique, en ouvert, chez les enfants présentant des hémangiomes infantiles

prolifératifs » (patients ayant tiré bénéfice du traitement au cours de l'étude V00400 SB 201 ou de

l'étude V00400 102). L'inclusion des patients dans cet essai doit être privilégiée.

1.2.2 Le protocole d'utilisation thérapeutique et de recueil d'informations (PUT)

Ce médicament ne bénéficiant pas d'une AMM en France, son utilisation est soumise à une procédure

de surveillance étroite de la part de l'ANSM, notamment en matière de pharmacovigilance. C'est

pourquoi cette ATU est accompagnée d'un protocole d'utilisation thérapeutique et de recueil d'informations, établi par l'ANSM en concertation avec le laboratoire Pierre Fabre Dermatologie.

Le protocole permet :

1. Le suivi et la surveillance des patients traités : tous les patients recevant le traitement dans le cadre

de cette ATU sont suivis et surveillés selon les modalités décrites par le protocole. L'ensemble des

donnés de surveillance collectées par les prescripteurs sont recueillies et analysées par le laboratoire

Pierre Fabre Dermatologie et transmises à l'ANSM selon une périodicité qu'elle fixe.

Le laboratoire Pierre Fabre Dermatologie a l'obligation de transmettre à l'ANSM, tous les 6 mois un

rapport de synthèse sur cette ATU comportant l'ensemble des données recueillies notamment :
• Les caractéristiques des patients traités ;
• Les modalités effectives d'utilisation du médicament ;
• Les données d'efficacité et de pharmacovigilance, comprenant une synthèse de tous les effets indésirables ainsi que toute information utile sur la tolérance du médicament recueillie en France et à l'étranger pendant cette période, y compris les données de la littérature.
Un résumé de ce rapport, validé par l'ANSM, est transmis par le laboratoire aux prescripteurs et aux
pharmaciens d'établissement de santé ayant dispensé le médicament ainsi qu'aux Centres Régionaux
de Pharmacovigilance (CRPV) et aux Centres Anti Poison (CAP) pour information et est publié sur le
site Internet de l'ANSM (www.ansm.sante.fr).

2. l'information pertinente sur l'utilisation de ce médicament afin d'en assurer un meilleur usage, avec
notamment le résumé des caractéristiques du produit (RCP) qui fixe les critères d'utilisation du médicament, les modalités d'information des patients sur le médicament et sur l'ATU

3. la définition des critères d'utilisation et de dispensation du médicament ainsi que les modalités de
surveillance des patients traités,

4. le rôle de tous les acteurs du présent dispositif.

Un exemplaire de ce protocole est remis par la firme à chacun des médecins prescripteurs et pharmaciens d'établissements de santé qui en fait la demande ainsi qu'aux CRPV et aux CAP. Il est,
par ailleurs, disponible sur le site Internet de l'ANSM (www.ansm.sante.fr - rubrique ATU).

1.3 Information des patients

Préalablement à la mise en route du traitement, chaque patient, son représentant légal ou la personne
de confiance qu'il a désignée, doit être informé par le prescripteur sur le médicament et sur les modalités de la procédure de mise à disposition exceptionnelle et de déclaration des effets indésirables.
Une note d'information destinée au patient (Annexe B) lui est remise par le médecin prescripteur avec
les explications nécessaires à sa bonne compréhension. Le patient (son représentant légal ou la
personne de confiance qu'il a désignée) devra lire cette note d'information et la montrer à tout médecin consulté. En outre, chaque conditionnement de médicament est assorti d'une notice d'information destinée aux patients.

2 MODALITES PRATIQUES DE PRESCRIPTION, DE DELIVRANCE DU MEDICAMENT ET DE SUIVI DES PATIENTS

L'Autorisation Temporaire d'Utilisation implique le strict respect des mentions définies dans le résumé
des caractéristiques du produit notamment indications et contre-indications, ainsi que l'information et
le suivi prospectif des patients traités.
Indication :
« Traitement des hémangiomes infantiles prolifératifs entrainant un risque vital ou fonctionnel, et des

hémangiomes ulcérés ne répondant pas à des soins simples, chez les enfants ne pouvant être inclus
dans un essai clinique.»

Les contre-indications, mises en garde et précautions particulières d'emploi sont détaillées dans le
RCP (Annexe A).
Dans le cadre de l'ATU, Chlorhydrate de propranolol Pierre Fabre Dermatologie 3,75 mg/ml, solution
buvable est soumis à prescription hospitalière.

2.1 Rôle du médecin hospitalier prescripteur
2.1.1 Formalités avant tout traitement

Ⓨ Lorsque le prescripteur souhaite instaurer un traitement par Chlorhydrate de propranolol Pierre
Fabre Dermatologie 3,75 mg/ml, solution buvable pour un patient donné, il doit:
  ○ prendre connaissance du protocole d'utilisation thérapeutique et de recueil d'informations,
  ○ vérifier l'indication de l'ATU de cohorte,
  ○ vérifier l'absence de contre-indication,
  ○ compléter la fiche de demande d'accès au traitement (cf. Annexe D1) par Chlorhydrate de propranolol Pierre Fabre Dermatologie 3,75 mg/ml, solution buvable et la transmettre au pharmacien de son établissement qui la valide et l'envoie à Pierre Fabre Dermatologie.

Ⓨ Après avoir pris connaissance de la demande, Pierre Fabre Dermatologie envoie, pour chaque
patient, au prescripteur et au pharmacien un accord d'accès au traitement par Chlorhydrate de propranolol Pierre Fabre Dermatologie 3,75 mg/ml, solution buvable avec les initiales du patient ainsi
que le numéro qui lui est attribué dans l'ATU de cohorte ou, le cas échéant, explique les raisons d'une impossibilité d'inclusion du patient dans la cohorte (non respect des critères de l'ATU).

2.1.2 Suivi médical des patients
Les modalités de surveillance du traitement sont résumées dans l'Annexe D0.
2.1.2.1 Visite d'initiation de traitement
Après avoir obtenu de Pierre Fabre Dermatologie l'accord d'accès au traitement, le médecin hospitalier prescripteur planifie une visite d'initiation de traitement à la date à laquelle le médicament
sera disponible auprès de la pharmacie hospitalière.

Lors de cette visite d'initiation de traitement, le médecin :
• recherche l'apparition d'une contre-indication au traitement par Chlorhydrate de propranolol Pierre Fabre Dermatologie 3,75 mg/ml, solution buvable depuis la demande d'accès au traitement,
• remet au patient ou à son représentant légal ou à la personne de confiance qu'il a désignée la note d'information destinée au patient accompagnée du formulaire de signalement-patient d'effets indésirables susceptibles d'être liés à un médicament (cf. Annexe B). Une notice d'information est par ailleurs fournie dans chaque conditionnement de médicament,
• explique le traitement au patient (ou à son représentant légal ou la personne de confiance), ses effets indésirables et s'assure de la bonne compréhension de ces informations,
• établit une ordonnance de Chlorhydrate de propranolol Pierre Fabre Dermatologie 3,75 mg/ml, solution buvable,
• informe, si possible, le médecin traitant du patient.

La première prise de Chlorhydrate de propranolol Pierre Fabre Dermatologie 3,75 mg/ml,

105

solution

buvable doit être effectuée **en milieu hospitalier** où le patient sera gardé au moins 4 heures après

l'administration, afin de surveiller l'apparition d'éventuels effets indésirables.

Une fiche de mise sous traitement (cf. Annexe D2) doit alors être complétée et transmise par fax à :

PIERRE FABRE DERMATOLOGIE

Les Cauquillous

81506 LAVAUR cedex

Tel : 05 63 58 87 97

Fax : 01 41 30 86 33

e-mail : propranolol@pierre-fabre.com

ANSM – Pierre Fabre Dermatologie

PUT ATU de cohorte Chlorhydrate de propranolol juillet 2012 Page 6 sur 32

Le cas échéant, le médecin remplira la fiche de déclaration d'effet indésirable suspecté d'être lié à

Chlorhydrate de propranolol Pierre Fabre Dermatologie 3,75 mg/ml, solution buvable, et/ou la fiche

d'arrêt de traitement (cf. Annexes D4 et D5).

2.1.2.2 Visites d'augmentation de dose

Le médecin hospitalier prescripteur planifie une visite d'augmentation de la dose une semaine après

l'initiation du traitement.

Comme pour la première prise, l'administration de la nouvelle dose doit être effectuée en milieu hospitalier où le patient sera gardé au moins 4 heures après l'administration, afin de surveiller l'apparition d'éventuels effets indésirables.

Si nécessaire, une nouvelle augmentation de dose pourra être prescrite selon le même schéma de

surveillance.

Le patient sera revu une semaine après toute augmentation de la dose pour un bilan de tolérance.

Le cas échéant, le médecin remplira la fiche de déclaration d'effet indésirable suspecté d'être lié à

Chlorhydrate de propranolol Pierre Fabre Dermatologie 3,75 mg/ml, solution buvable, et/ou la fiche

d'arrêt de traitement (cf. Annexes D4 et D5).

2.1.2.3 Visites de suivi

Le patient sera revu mensuellement afin de réajuster la dose à administrer à son poids et d'effectuer à

cette occasion un bilan de tolérance (cf Annexe D0).

Tous les 3 mois, le médecin remplira la fiche de suivi de traitement et la transmettra par fax à Pierre

Fabre Dermatologie au 01 41 30 86 33 (cf. Annexe D3).

Le cas échéant, le médecin remplira la fiche de déclaration d'effet indésirable suspecté d'être lié à

Chlorhydrate de propranolol Pierre Fabre Dermatologie 3,75 mg/ml, solution buvable, et/ou la fiche

d'arrêt de traitement (cf. Annexes D4 et D5).

2.1.3 Arrêt de traitement

En cas d'arrêt de traitement, celui-ci devra être signalé à Pierre Fabre Dermatologie à l'aide de la fiche

d'arrêt de traitement (cf. Annexes D5). Il y sera précisé la raison de l'arrêt. Cette fiche doit être adressée à :

PIERRE FABRE DERMATOLOGIE
Les Cauquillous
81506 LAVAUR cedex
Tel : 05 63 58 87 97
Fax : 01 41 30 86 33
e-mail : propranolol@pierre-fabre.com
Si l'arrêt est lié à la survenue d'un effet indésirable, la fiche correspondante (Annexe D4) doit être
également remplie et adressée sans délai à :
PIERRE FABRE MEDICAMENT
Division Vigilances Groupe
Numéro direct du pharmacovigilant en charge de l'ATU
Tel : 01 49 10 84 12
en cas d'absence et 24h/24 Tel : 01.49.10.96.18

Fax: 01.49.10.80.90
e-mail : pharmacovigilanceATUpropranolol@pierre-fabre.com

2.1.4 Surveillance post-traitement

Si Chlorhydrate de propranolol Pierre Fabre Dermatologie 3,75 mg/ml, solution buvable a été administré pendant une durée au moins égale à 3 mois, le médecin hospitalier prescripteur prévoira
au minimum deux visites de surveillance post-traitement du patient :
- à 12 mois
- à 24 mois
afin d'évaluer le retentissement du traitement sur la croissance staturo-pondérale et le développement
neurologique du patient.
En cas de retard de croissance ou de retentissement neurologique constaté, le médecin remplira la
fiche de déclaration d'effet indésirable suspecté d'être lié à Chlorhydrate de propranolol Pierre Fabre
Dermatologie 3,75 mg/ml, solution buvable (cf. Annexe D4).

2.2 Rôle du pharmacien d'établissement de santé

Lorsqu'un médecin hospitalier demande un PUT de Chlorhydrate de propranolol Pierre Fabre Dermatologie 3,75 mg/ml, solution buvable, le pharmacien de son établissement en reçoit systématiquement un exemplaire.
Le pharmacien envoie systématiquement à Pierre Fabre Dermatologie la fiche de demande d'accès
au traitement (annexe D1) ainsi que les fiches de suivi complétées par le prescripteur lors de chaque
visite du patient à l'adresse suivante :
PIERRE FABRE DERMATOLOGIE
Les Cauquillous
81506 LAVAUR cedex
Tel : 05 63 58 87 97
Fax : 01 41 30 86 33
e-mail : propranolol@pierre-fabre.com

Après avoir reçu de Pierre Fabre Dermatologie l'avis favorable d'initiation de traitement avec les initiales du patient ainsi que le numéro d'ATU attribué au patient, le pharmacien commande le médicament par le biais du bordereau de commande (Annexe E). Le bordereau de commande **doit**
impérativement contenir le numéro d'ATU attribué par le laboratoire.
Les commandes de produit doivent être adressées à :
PIERRE FABRE DERMATOLOGIE

107

Les Cauquillous
81506 LAVAUR cedex
Fax : 01 41 30 86 33
e-mail : propranolol@pierre-fabre.com

Le pharmacien assure alors la dispensation de Chlorhydrate de propranolol Pierre Fabre
Dermatologie 3,75 mg/ml, solution buvable sur prescription du médecin.
**Toute nouvelle commande de produit pour un patient déjà en cours de traitement devra
être
accompagnée d'une fiche de suivi de traitement (Annexe D3).**
Les commandes et la gestion du stock sont sous la responsabilité du pharmacien
d'établissement de
santé.
Les fiches de déclaration d'effets indésirables doivent lui permettre de déclarer au laboratoire
tout effet
indésirable qui lui serait rapporté lors de la dispensation.

2.3 Rôle du laboratoire Pierre Fabre Dermatologie

Le laboratoire Pierre Fabre Dermatologie :
- fournit un exemplaire de ce PUT aux médecins exerçant dans un établissement de santé
public ou
privé qui en font la demande et aux pharmaciens concernés ainsi qu'aux CRPV et CAP pour
information,
- réceptionne toutes les fiches de demande d'accès au traitement par Chlorhydrate de
propranolol

Pierre Fabre Dermatologie 3,75 mg/ml, solution buvable dans le cadre de l'ATU de cohorte,
- s'assure que les patients répondent aux critères de l'ATU de cohorte (notamment respect des
indications et contre-indications),
- adresse, par fax, au médecin prescripteur et au pharmacien de l'établissement l'avis favorable
d'accès au traitement signé, comprenant l'identification du patient par les trois premières lettres
du
nom et les deux premières lettres du prénom, la date de naissance ainsi que le numéro d'ATU
attribué
au patient. En cas de refus, celui ci, est adressé au médecin et au pharmacien. Une demande
d'ATU
nominative peut alors être formulée pour ce patient à l'ANSM (cf. chapitre 4),
- honore les commandes de Chlorhydrate de propranolol Pierre Fabre Dermatologie 3,75
mg/ml,
solution buvable émanant du pharmacien pour les patients pouvant être inclus dans l'ATU de
cohorte
dès réception de celles-ci.

La Cellule ATU Pierre Fabre Dermatologie :

- collecte toutes les informations recueillies dans le cadre du PUT, notamment les informations
de pharmacovigilance et respecte les obligations réglementaires de pharmacovigilance,

- partage les informations de pharmacovigilance avec le CRPV de Rouen chargé du suivi
national de Chlorhydrate de propranolol Pierre Fabre Dermatologie 3,75 mg/ml, solution
buvable,

- analyse toutes les informations recueillies et transmet un rapport de synthèse, tous les 6
mois,
à l'ANSM ainsi qu'au CRPV en charge du suivi national,

- diffuse, tous les 6 mois, le résumé de ces rapports validé par l'ANSM aux prescripteurs et aux
pharmaciens d'établissement de santé ainsi qu'aux CRPV et CAP pour information.

3 PHARMACOVIGILANCE

3.1 Rôle des professionnels de santé

3.1.1 Qui déclare?

Tout médecin, chirurgien-dentiste, sage-femme ou pharmacien ayant eu connaissance d'un effet
indésirable susceptible d'être dû au médicament en ATU, doit en faire la déclaration.
Tout autre professionnel de santé peut également déclarer.

3.1.2 Que déclarer ?

Tous les effets indésirables, y compris en cas de surdosage, de mésusage, d'abus, d'erreur médicamenteuse, et d'exposition professionnelle.
Une exposition au cours de la grossesse ou de l'allaitement est aussi à signaler.

3.1.3 Quand déclarer ?

Tous les effets indésirables doivent être déclarés dès que le professionnel de santé en a connaissance.

ANSM – Pierre Fabre Dermatologie
PUT ATU de cohorte Chlorhydrate de propranolol juillet 2012 Page 9 sur 32

3.1.4 Comment déclarer ?

La déclaration se fait à l'aide de la fiche de déclaration d'effets indésirables (cf. Annexes D4).
En cas d'arrêt de traitement, remplir la fiche d'arrêt de traitement (cf. Annexes D5).

3.1.5 A qui déclarer ?

Déclarer à:
PIERRE FABRE MEDICAMENT
Service de pharmacovigilance
Numéro direct du pharmacovigilant en charge de l'ATU
Tel : 01 49 10 84 12
en cas d'absence et 24h/24 Tel : 01.49.10.96.18
Fax: 01.49.10.80.90
e-mail : pharmacovigilanceATUpropranolol@pierre-fabre.com

3.2 Rôle des patients et/ou des associations de patients

Le patient ou son représentant légal ou la personne de confiance qu'il a désignée ou les associations
agréées que pourrait solliciter le patient peuvent déclarer :
- les effets indésirables que le patient ou son entourage suspecte d'être liés à l'utilisation d'un ou
plusieurs médicaments, y compris lors de la grossesse ou de l'allaitement,
- les mésusages, abus ou erreurs médicamenteuses (avérés ou potentiels).

Comment déclarer?
Le plus tôt possible, après la survenue du ou des effets indésirables, à l'aide du Guide d'utilisation[1] (cf.
Annexe B) :
- compléter le plus tôt possible, après la survenue du ou des effets indésirables, le formulaire de signalement-patient d'effets indésirables susceptibles d'être liés à un médicament[1] (cf. Annexe B)
- transmettre au Centre Régional de Pharmacovigilance (CRPV) dont dépend géographiquement le
patient, et dont les coordonnées sont indiquées sur le formulaire.

3.3 Rôle du laboratoire Pierre Fabre Dermatologie

Pierre Fabre Dermatologie collecte les informations de pharmacovigilance recueillies par les professionnels de santé et respecte les obligations réglementaires de pharmacovigilance.

1 Ces documents sont aussi disponibles sur le site de l'ANSM : www.ansm.sante.fr.
ANSM – Pierre Fabre Dermatologie
PUT ATU de cohorte Chlorhydrate de propranolol juillet 2012 Page 10 sur 32

3.3.1 Transmission immédiate à l'ANSM des effets indésirables graves dont Pierre Fabre Dermatologie a connaissance

Pierre Fabre Dermatologie a l'obligation de transmettre à l'ANSM (par voie électronique2 directement

ou via EudraVigilance module EVPM) tous les effets indésirables graves ayant été porté à sa connaissance et survenus :

- en France
- dans un pays hors Union Européenne
- et pour les cas survenus dans les autres pays de l'Union Europénne de s'assurer de leur transmission à EudraVigilance selon les procédures en vigueur dans le pays de survenue.

Une copie papier de ces cas est aussi à transmettre immédiatement au CRPV chargé du suivi national (par fax).

Ces modalités ne concernent pas la transmission d'observations d'effets indésirables suspects, inattendus et graves (SUSARs), survenus dans le cadre d'essais cliniques interventionnels.

En cas d'effet indésirable grave (quel que soit le pays de survenue et son cadre d'utilisation) ou de fait

nouveau susceptible d'avoir un impact sur le rapport bénéfice/risque du médicament et nécessitant

d'adresser rapidement une information aux utilisateurs du médicament en ATU (médecins, pharmaciens, patients), Pierre Fabre Dermatologie contacte l'ANSM sans délai et lui transmet tout

document utile.

3.3.2 Transmission des rapports périodiques de synthèse

Pierre Fabre Dermatologie établit tous les 6 mois un rapport de synthèse comprenant la description

des modalités d'utilisation de Chlorhydrate de propranolol Pierre Fabre Dermatologie 3,75 mg/ml,

solution buvable et une partie relative à la pharmacovigilance qui comprend l'ensemble des effets

indésirables et toute information utile à l'évaluation du rapport bénéfice/risque lié à l'emploi de Chlorhydrate de propranolol Pierre Fabre Dermatologie 3,75 mg/ml, solution buvable.

Après validation par l'ANSM, Pierre Fabre Dermatologie transmet tous les 6 mois le résumé de ce

rapport aux médecins, aux pharmaciens concernés ainsi qu'à l'ensemble des CRPV et CAP.

Ce résumé sera également diffusé sur le site Internet de l'ANSM.

3.4 Rôle de l'ANSM

L'ANSM

- prend connaissance des informations qui lui sont transmises par Pierre Fabre Dermatologie ainsi

que par le CRPV en charge du suivi national et prend toute mesure utile de manière à assurer la

sécurité des patients et le bon usage du médicament,

- informe Pierre Fabre Dermatologie de tout effet indésirable grave qui lui aurait été notifié ou déclaré

directement,

- valide le résumé des rapports périodiques de synthèse établi par Pierre Fabre Dermatologie avant

sa diffusion par ce dernier,

- diffuse sur son site Internet (www.ansm.sante.fr) le RCP, la notice destinée aux patients, le PUT
ainsi que les résumés des rapports de synthèse.

2 La transmission par fax à l'ANSM est acceptée jusqu'au 31.12.2012.
ANSM – Pierre Fabre Dermatologie
PUT ATU de cohorte Chlorhydrate de propranolol juillet 2012 Page 11 sur 32

3.5 Rôle du CRPV désigné responsable du suivi national

Le CRPV de Rouen a été désigné responsable du suivi national des effets indésirables rapportés
avec Chlorhydrate de propranolol Pierre Fabre Dermatologie 3,75 mg/ml, solution buvable.
Il est destinataire (via Pierre Fabre Dermatologie) des effets indésirables graves transmis à l'ANSM,
des rapports périodiques de synthèse, des résumés et exerce un rôle d'expert pour l'analyse de ces
documents.

4 ATU NOMINATIVES

Dans le cas d'un patient ne pouvant être traité dans le cadre de l'ATU de cohorte, le prescripteur
hospitalier peut, par l'intermédiaire du pharmacien d'établissement de santé, faire une demande d'ATU nominative auprès de l'ANSM.

Le médecin hospitalier remplit le formulaire Cerfa « demande d'autorisation temporaire d'utilisation
nominative d'un médicament » en justifiant la demande et en précisant l'anamnèse et les traitements
déjà utilisés. Cette demande est accompagnée de la fiche de demande d'accès au traitement (Annexe
D1) par Chlorhydrate de propranolol Pierre Fabre Dermatologie 3,75 mg/ml, solution buvable dans le
cadre de l'ATU de cohorte et du refus correspondant.

Le pharmacien remplit la partie qui lui est réservée sur le formulaire Cerfa et le transmet par fax à :
ANSM
Autorisations temporaires d'utilisation
143-147 bd Anatole France
93285 Saint Denis cedex
Tel : 33(0) 1 55 87 36 11 Fax : 33(0) 1 55 87 36 12

Dans le cadre de ces ATU nominatives, le suivi des patients et la déclaration des effets indésirables
doit être conforme aux procédures décrites ce Protocole d'Utilisation Thérapeutique et de recueil
d'informations.

ANSM – Pierre Fabre Dermatologie
PUT ATU de cohorte Chlorhydrate de propranolol juillet 2012 Page 12 sur 32

111

REMERCIEMENTS

Je remercie pour leur participation à ce travail les Docteurs Rémi Morello et Julien Wain-Hobson; bien évidemment le Dr Anne Dompmartin pour m'avoir offert ce sujet de thèse passionnant et pour son aide énergique durant tout ce travail; ma famille, mes amis, et encore une fois Julien pour leur présence et leur soutien.

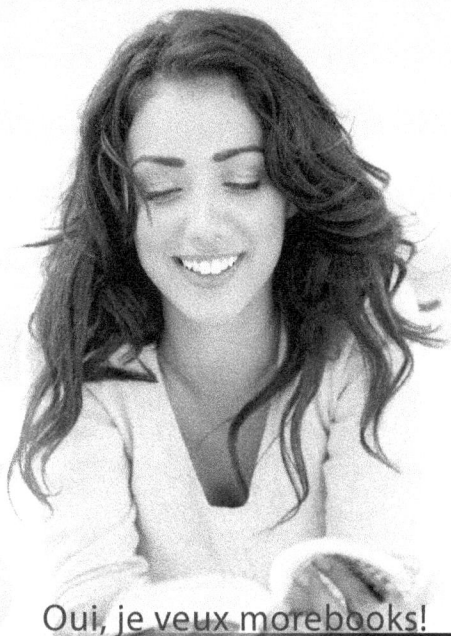

www.ingramcontent.com/pod-product-compliance
Lightning Source LLC
Chambersburg PA
CBHW021114210326
41598CB00017B/1439